艾滋病相关眼病图谱

主 编　孙挥宇　毛菲菲　李 丹
副主编　张福杰　陈耀凯　赵红心

人民卫生出版社
·北京·

图书在版编目（CIP）数据

艾滋病相关眼病图谱 / 孙挥宇，毛菲菲，李丹主编
. —北京：人民卫生出版社，2022.6
ISBN 978-7-117-31336-0

Ⅰ．①艾… Ⅱ．①孙…②毛…③李… Ⅲ．①获得性
免疫缺陷综合征－并发症－眼病－图谱 Ⅳ.
①R512.910.6-64②R771-64

中国版本图书馆 CIP 数据核字（2021）第 122261 号

人卫智网	www.ipmph.com	医学教育、学术、考试、健康， 购书智慧智能综合服务平台
人卫官网	www.pmph.com	人卫官方资讯发布平台

艾滋病相关眼病图谱
Aizibing Xiangguan Yanbing Tupu

主　　编：孙挥宇　毛菲菲　李　丹
出版发行：人民卫生出版社（中继线 010-59780011）
地　　址：北京市朝阳区潘家园南里 19 号
邮　　编：100021
E - mail：pmph @ pmph.com
购书热线：010-59787592　010-59787584　010-65264830
印　　刷：北京华联印刷有限公司
经　　销：新华书店
开　　本：787 × 1092　1/16　印张：14
字　　数：323 千字
版　　次：2022 年 6 月第 1 版
印　　次：2022 年 6 月第 1 次印刷
标准书号：ISBN 978-7-117-31336-0
定　　价：168.00 元
打击盗版举报电话：010-59787491　E-mail：WQ @ pmph.com
质量问题联系电话：010-59787234　E-mail：zhiliang @ pmph.com

编 者

（以姓氏笔画为序）

马建民（首都医科大学附属北京同仁医院）

王　芳（首都医科大学附属北京地坛医院）

王　飒（首都医科大学附属北京地坛医院）

王胜男（首都医科大学附属北京地坛医院）

毛菲菲（首都医科大学附属北京地坛医院）

吕圣秀（重庆市公共卫生医疗救治中心，西南大学附属公卫医院）

刘夕瑶（首都医科大学附属北京地坛医院）

刘彬彬（首都医科大学附属北京地坛医院）

许晓蕾（重庆市公共卫生医疗救治中心，西南大学附属公卫医院）

许雪静（首都医科大学附属北京地坛医院）

孙挥宇（首都医科大学附属北京地坛医院）

李　丹（首都医科大学附属北京地坛医院）

李　瑶（重庆市公共卫生医疗救治中心，西南大学附属公卫医院）

杨　涤（首都医科大学附属北京地坛医院）

肖　江（首都医科大学附属北京地坛医院）

吴　亮（首都医科大学附属北京地坛医院）

何小庆（重庆市公共卫生医疗救治中心，西南大学附属公卫医院）

张福杰（首都医科大学附属北京地坛医院）

陈步东（首都医科大学附属北京地坛医院）

陈耀凯（重庆市公共卫生医疗救治中心，西南大学附属公卫医院）

周怡宏（重庆市公共卫生医疗救治中心，西南大学附属公卫医院）

赵　庭（重庆市公共卫生医疗救治中心，西南大学附属公卫医院）

赵红心（首都医科大学附属北京地坛医院）

柳月红（首都医科大学附属北京地坛医院）

郜桂菊（首都医科大学附属北京地坛医院）

秦圆圆（重庆市公共卫生医疗救治中心，西南大学附属公卫医院）

倪　量（首都医科大学附属北京地坛医院）

徐秋华（首都医科大学附属北京地坛医院）

陶　勇（首都医科大学附属北京朝阳医院）

黄银秋（重庆市公共卫生医疗救治中心，西南大学附属公卫医院）

梁洪远（首都医科大学附属北京地坛医院）

董　愉（首都医科大学附属北京地坛医院）

韩　宁（首都医科大学附属北京地坛医院）

鲁　丹（首都医科大学附属北京地坛医院）

鲁雁秋（重庆市公共卫生医疗救治中心，西南大学附属公卫医院）

曾妍茗（重庆市公共卫生医疗救治中心，西南大学附属公卫医院）

谢汝明（首都医科大学附属北京地坛医院）

基金支持

1.国家"十三五"科技重大专项：儿童艾滋病适宜治疗和预防策略研究与应用（2018ZX10302-102）。

2.国家"十三五"科技重大专项：艾滋病机会性感染及难治性艾滋病的精准治疗策略研究（2018ZX10302104）。

3.北京市科技计划课题：北京地区艾滋病扩大治疗策略的评价研究（D161100000416003）。

4.北京市医管中心项目登峰计划（DFL20191802）。

5.北京市医院管理中心科研培育计划：更昔洛韦玻璃体腔注射治疗艾滋病合并巨细胞病毒性视网膜炎临床方案研究（PX2018061）。

6.北京市医院管理局临床医学发展专项：获得性免疫缺陷综合征综合诊疗学（ZYLX202126）。

前　言

　　艾滋病是我国的重大公共卫生问题,在艾滋病的病程中,45%～75%的患者眼部会受到侵犯,导致患者不同程度的视力下降,视野缺损,重者可致双眼失明。艾滋病抗病毒治疗到今天已经取得了巨大的胜利,越来越多的患者存活下来,随着艾滋病患者的逐年增多,艾滋病相关眼病已经不再陌生,如何治疗和预防艾滋病相关眼病,提高患者生活质量,成为迫切需要解决的问题。

　　艾滋病相关眼病病变复杂多变,不同地域,不同人种,抗反转录病毒治疗前后,不同病变类型都有其相似或特殊的临床特征,易造成误诊。部分病变早期无症状,易漏诊。事实上,艾滋病相关眼病是可防可治的,绝大多数疾病如能早发现、早治疗,则效果好。在欧美国家,艾滋病相关眼病已经很少见,但在我国,由于漏诊、误诊、诊断延迟,大约21%～32%的患者在确诊时就已经盲,甚至正确诊断后,因不规范、不合理的治疗导致疾病全面进展。为实现对艾滋病相关眼病的防治,本书对笔者十余年来在临床所积累的艾滋病相关眼病资料进行分类整理,希望能对艾滋病相关眼病的防治起到积极的作用。

　　艾滋病相关眼病不是一种疾病,而是一大类疾病,笔者根据其机制,按照血管性病变、感染、肿瘤、免疫重建、药物不良反应等对其进行了分类。艾滋病相关眼病也不是一类独立的病变,而是艾滋病及其合并症在眼部的表现,其发生与艾滋病患者的免疫状态紧密相关,且往往同时合并眼外其他系统的疾病,因此不能孤立地去看待这类疾病,要结合患者的全身情况、用药情况等综合考虑。

　　本书以眼病为主,相关眼外疾病为辅,图文并茂,通过病例展示诊疗过程及疾病的演变,使读者更易接受。本书以展示大量临床图片为特点,并对重要内容做了提示,虽为眼科专业书籍,但内容较通俗易懂,适合眼科、感染科及有兴趣的医护人员阅读。

　　对艾滋病相关眼病的认识和诊疗是一个漫长而艰难的过程,在此过程中,感谢陪伴我们一路走来的眼科医护人员和感染科医护人员,感谢首都医科大学附属北京朝阳医院的陶勇教授,首都医科大学附属北京同仁医院的彭晓燕教授、马建民教授、接英教授，中国医学科学院北京协和医院的张美芬教授等眼科专家的无私帮助和不懈指导，让众多的疑难感染性眼病得以逐渐"显形"，使患者得到了明确诊断和有效治疗。

　　本书对于疾病的诊断多有病原学检查和专家的会诊意见支持，但仍可能有诸多存疑之处；同时，对于艾滋病相关眼病还有很多未知的，需要研究和探讨的内容，希望读者能不吝赐教，以便修订时完善。

主编

2022 年 2 月

目　录

艾滋病相关眼病图谱

1 第一章

艾滋病现状与诊疗进展

第一节 艾滋病概述

艾滋病是获得性免疫缺陷综合征（acquired immune deficiency syndrome，AIDS）的简称，是由于感染了人类免疫缺陷病毒（human immunodeficiency virus，HIV）所造成的慢性传染病。感染 HIV 以后，病原体侵犯人体淋巴细胞，导致免疫功能受损，进一步导致功能缺陷或衰竭，最终造成各种机会性感染以及肿瘤的发生。1996 年，抗反转录病毒治疗（antiretroviral therapy，ART）在全球范围内使用，极大地改善了 HIV 感染者的疾病进程，HIV 相关机会性感染和肿瘤大大减少，同时也使 HIV 感染者的生存期延长，并且寿命接近普通人群。但是目前 ART 药物并不能完全清除病毒，病毒储存库持续存在，全身性免疫激活标志并未完全恢复正常，因此各种非 AIDS 定义性疾病（non-AIDS defining diseases，NAD），如代谢综合征、心脑血管疾病、慢性肝肾与骨骼疾病以及非 AIDS 定义性肿瘤的发病率呈上升趋势，其中许多与免疫衰老和炎症持续存在有关。随着 2014 年联合国艾滋病规划署"三个 90%"策略的提出（即 90% 的 HIV 感染者通过检测知道自己的感染状况，90% 已经诊断的 HIV 感染者接受 ART，90% 接受 ART 的 HIV 感染者的病毒得到抑制），使得在 ART 时代，HIV 的治疗目标除了降低病毒载量，重建免疫功能，减少 HIV 传播之外，开始更多关注减少药物短期或者长期的不良反应，降低非 AIDS 相关疾病的发病率和死亡率，使 HIV 感染者获得正常期望寿命的同时，提高生活质量。而我国也在 2018 年《中国艾滋病诊疗指南（2018 版）》首次提出 HIV 感染全程管理的概念，其关注的环节主要包括：① HIV 感染的预防和早期诊断；②机会性感染的诊治和预防；③个体化 ART 的启动和随访，服药的依从性教育和监督；④ NAD 的筛查与处理；⑤社会心理综合关怀。尽管如此，艾滋病本身仍是危害全球人类健康的重大疾病，对艾滋病的诊断、治疗以及预防的探索从未停止。

第二节 艾滋病国际国内流行现状

自 1981 年 6 月发现首例 AIDS 病例至今，据联合国艾滋病规划署估计，截至 2018 年底，全球现存活 HIV 感染者 3 790 万例，2018 年新增感染 170 万，死亡 77 万，AIDS 仍然是全球性公共卫生问题，目前尚无有效预防疫苗及治愈方法。

　　HIV 主要通过性接触、血液及血制品和母婴传播感染。近年来，我国经输血及使用血液制品传播病例接近零报告，经注射吸毒传播和母婴传播也已得到很好的控制，性传播成为我国艾滋病的主要传播途径。据国家卫生健康委员会报告显示，2019 年 1—10 月期间，新发感染达到 13.1 万人，新增抗病毒治疗 12.7 万人，死亡人数达 16 813 例，新报告感染者中性传播比例为 96.7%，目前我国存活 HIV 感染者达 95.8 万人。不仅如此，我国每年报告的 HIV 感染者中一发现就是艾滋病晚期的占 35%。因此，不仅 HIV 本身是我们面临的挑战，在未来相当长一段时间内，机会性感染和肿瘤仍是困扰临床医生的重大难题。

第三节　人类免疫缺陷病毒感染诊断进展

　　HIV 感染后一般经历急性期、无症状期、AIDS 期。影响 HIV 感染临床转归的主要因素有病毒、宿主免疫和遗传背景等，因此临床上可表现为典型进展者、快速进展者和缓慢进展者。HIV 感染的诊断主要依靠实验室诊断，而临床分期则决定于临床表现。

　　1. HIV 感染的实验室诊断　包括抗体、抗原和核酸的检测。从初筛和确证来说分为筛查试验和补充试验。HIV 抗体筛查试验是一类初步了解机体血液或体液中有无 HIV 抗体的检测方法，也包括同时检测 HIV 抗体和抗原的方法；HIV 补充试验是指在获得筛查试验结果后，为了准确判断，继续检测机体血液或体液中有无 HIV 抗体或核酸的方法，包括抗体确证试验和核酸试验。从 HIV 感染人体到感染者血清中的 HIV 抗体、抗原或核酸等感染标志物能被检测出之前有一定的窗口期。现有诊断技术检测 HIV 抗体、抗原和核酸的窗口期分别为感染后的 3 周、2 周和 1 周左右。如果 HIV 抗体筛查试验有反应，而且 HIV 抗体确证试验阳性，或者核酸定性试验阳性，或者核酸定量试验＞5 000copies/mL，即可确诊为 HIV 感染。

　　2. HIV 感染急性期的诊断　应该包括流行病学史、临床表现和实验室检查。HIV 感染急性期一般表现为不具特异性的流感样症状如发热、头痛等，持续 1～3 周，甚至无症状，直接进入无症状期。流行病学史对于 HIV 感染急性期的诊断非常重要：第一，在出现临床症状 2～4 周前有过危险行为暴露史；第二，近半年内有过 HIV 阴性的报告。

　　3. 无症状期　只要 HIV 实验室诊断明确，而且又没有出现艾滋病期的症状就认为是无症状期，一般认为从最初感染 HIV 到发展为艾滋病的平均时间大约是 8～10 年，但它是个人之间的变量，取决于病毒与宿主之间复杂的相互作用。比如 1986 年，美国 100 例输血感染 HIV 的血友病患者的无症状期估算是 4.5 年；荷兰、英国等国开展的队列研究显示经静脉吸毒传播的感染者，其中无症状期为 10.5 年。目前世界范围内，对经性行为感染艾滋病的患者潜伏期的研究仍较少，尤其是经异性传播的感染者的研究。在关于男同性恋人群的研究方面，1988 年，Lui 等对旧金山 83 名男同性恋和 1 名双性恋 HIV 感染者的无症状期估算是 7.8 年，中国医学科学院北京协和医院李太生教授研究报告男男同性感染者无症状期为 4.8 年。

　　4. AIDS 期　HIV 感染诊断明确，在此基础上出现各种各样的机会性感染和机会性肿瘤，或者虽然没有出现这些症状，但是患者的 CD4$^+$T 淋巴细胞计数已经低于 200cells/μL，即可认为已经进入艾滋病期。在此时期如果不进行抗病毒治疗，自然生存期为 12～18 个月。

第四节　艾滋病治疗进展

1. 抗病毒治疗方案的进展　自 1987 年第一个核苷类药物齐多夫定用于临床抗 AIDS 治疗以来，目前国际上共有七大类 30 余种药物，分为核苷类反转录酶抑制剂（nucleoside reverse transcriptase inhibitors，NRTIs）、非核苷类反转录酶抑制剂（nonnucleoside reverse transcriptase inhibitors，NNRTIs）、蛋白酶抑制剂（protease inhibitor，PIs）、整合酶抑制剂（integrase inhibitors，INSTIs）、融合抑制剂（fusion inhibitors，FIs）、CCR5 受体拮抗剂和抗 CD4$^+$T 淋巴细胞单克隆抗体。ART 方案通常为 2 种核苷类反转录酶抑制剂联合第三种药物，包括 NNRTIs 或 PIs。在 2010 年之前，ART 总体病毒学抑制率较低，48 周时仅为 77%。此外，既往的 ART 药物也容易引起药物不良反应（adverse drug reaction，ADR），尤其是在 ART 之初，而 ADR 及耐受性直接影响 HIV 感染者的服药依从性，依从性的高低与疗效密切相关。依从性不佳可以导致治疗失败、耐药的发生甚至病毒传播。2007 年，第一个 INSTIs 拉替拉韦（raltegravir，RAL）被美国 FDA 批准上市，到现在 INSTIs 已经有 4 个药物先后批准上市，即 RAL、埃替格韦（elvitegravir，EVG）、多替拉韦（dolutegravir，DTG）和 bictegravir（BIC）。INSTIs 的出现，为治疗方案优化提供了更多的选择。截至 2018 年底，WHO 指南、美国国际抗病毒协会（International Antiviral Society-USA，IASUSA）和美国卫生及公共服务部（Department of Health and Human Services，DHHS）治疗指南推荐首选方案的核心药物均为 INSTIs，而核苷类药物也不断推陈出新，一些副作用比较大的药物如去羟肌苷、司坦夫定被剔除，齐多夫定也慢慢淡出应用。随着一些新的研究数据的出现，考虑到药物的长期副作用以及药物之间的相互作用，简化治疗也成为一种重要选择。

2. 抗病毒治疗时机的进展　自从 1987 年齐多夫定用于治疗艾滋病，人们开始关注 AIDS 相关疾病的早期或 CD4$^+$T 淋巴细胞计数 <200cells/μL 时抗反转录病毒治疗的获益。1998 年，美国 DHHS 联合美国疾病预防与控制中心（CDC）推出了第一部关于 ART 应用的治疗指南，规定除对有症状的艾滋病患者给予治疗外，对 CD4$^+$T 淋巴细胞计数 <500cells/μL 或血浆病毒载量 >10 000copies/mL 的无症状 HIV 感染者均考虑给予抗病毒治疗。在随后又进行了大量的临床研究，包括 CIPRA HT-001 研究、CIPRA KH001 研究、HPTN 052 研究、SMART 研究、START 研究、The TEMPRANO ANRS 12136 研究，都验证了在不同 CD4$^+$T 淋巴细胞水平下抗病毒治疗的益处不同，CD4$^+$T 淋巴细胞越高，益处越大，因此不论是 WHO 还是欧美国家的指南，其治疗时机都经历了 CD4$^+$T 淋巴细胞低于 200cells/μL、低于 350cells/μL、低于 500cells/μL 启动治疗，而截至 2015 年所有指南都推荐发现即治疗。

3. 抗病毒治疗新药的研究进展　Fostemsavir 是一种黏附抑制剂，对于当前已无有效治疗方案的多重耐药经治艾滋病患者有一定疗效；Islatravir（ISL）为第一个核苷类反转录酶易位抑制剂（NRTTI），其抗病毒效力比其他已获批上市的抗反转录病毒药物高 10 倍以上，只需较低剂量即可发挥抗病毒活性且在体内具有较长的半衰期（高达 120 小时）；Cabotegravir＋Rilpivirine 每月一次长效针剂可持续抑制病毒复制，在加拿大已经获批。

4. 其他治疗进展 目前，干细胞疗法、RNA 干扰、CRISPR/Cas9 基因编辑、抗体治疗和纳米技术等新的 HIV 疗法正处于研发中，HIV 治愈的研究虽然仍在路上，但是已经取得了很大的进展。

第五节 艾滋病预防进展

HIV/AIDS 预防策略是指制止 HIV 传播的干预措施，多作为公共卫生政策推出以保护个人及其社区。最初，HIV 预防策略主要侧重于通过行为改变来预防 HIV 的性传播。多年来，"禁欲，忠实，使用安全套（abstinence，be faithful，use a condom，ABC）"方法被用来应对撒哈拉以南非洲不断增长的疫情。然而，随着全球 HIV 复杂性变得越来越明显，"联合预防"在很大程度上取代 ABC 法。"联合预防"即行为干预、生物医学干预和结构性干预。生物医学干预指采用临床和医疗方法来减少 HIV 传播，包括安全套的使用、生殖保健服务的推广、男性包皮环切术、预防艾滋病母婴传播技术服务、暴露前预防（pre-exposure prophylaxis，PrEP）、暴露后预防（post-exposure prophylaxis，PEP）、HIV 病毒检测和咨询等；结构性干预旨在解决个体或群体易受 HIV 感染的潜在问题，包括社会、经济、政治和环境因素，如保障特殊人群获取 HIV 服务的权利等。然而，部分重点的预防措施仍然存在巨大挑战。

1. 疫苗 由于 HIV 基因组的高度变异性、保护性免疫尚不完全清楚和病毒基因整合入人体细胞基因组等原因，HIV 疫苗研究面临前所未有的挑战。自 1987 年首次 HIV 疫苗临床试验以来，已有超过 30 余种候选疫苗进行了一百多次临床试验，但至今尚无可用的疫苗问世。

2. 杀微生物剂 杀微生物剂（microbicides）是一类在性生活前放入阴道或直肠内，以有效预防艾滋病及其他性传播疾病的人工或天然化合物，剂型包括凝胶、阴道环、栓剂、片剂和乳膏等。尽管近年来进行的杀微生物剂临床试验多数已被证明对人体无保护效应，但全球目前仍有许多新药处于临床前或临床试验阶段。目前尚无有效杀微生物剂上市。

3. 暴露后预防及暴露前预防 暴露后预防（PEP）指健康人暴露于可能含有 HIV 病毒的血液、组织液或其他体液后，使用抗反转录病毒药物（ARV）以降低病毒感染可能性的预防策略。暴露前预防（PrEP）指未感染者在高危暴露前使用 ARV 以达到防止 HIV 感染的目的，有全身用药（口服 ARV）和局部用药，目前美国、澳大利亚、南非、泰国等近十个国家批准 Truvada 作为高危人群 PrEP 的药物。

4. 包皮环切术（male circumcision）是世界卫生组织（WHO）和联合国艾滋病规划署（UNAIDS）推荐的控制艾滋病传播的重要措施之一。

5. U＝U（UNDETECTABLE＝UNTRANSMITTABLE） U＝U 概念作为运动口号于 2016 年由 Prevention Access Campaign 提出，其具体内容为：理论上接受抗病毒治疗且病毒载量持续检测不到的 HIV 感染者，通过性行为将 HIV 传染给其他人的风险小到可忽略，实指血浆病毒载量低于 200copies/mL。艾滋病毒预防试验网络（HIV Prevention Trials Network，HPTN）

052 的国际多中心、随机、对照研究，PARTNER 研究、Opposite Attract 研究证明了抗病毒治疗在性传播中的预防作用。

（赵红心 张福杰）

参 考 文 献

1. Sereti I, Altfeld M. Immune activation and HIV: an enduring relationship. Curr Opin HIV AIDS, 2016, 11 (2): 129-130.

2. 中国艾滋病诊疗指南（2018 版）. 中国艾滋病性病, 2018, 24 (12): 1266-1282.

3. World Health Organization. WHO HIV update: global epidemic and progress in scale up and policy uptake. [2019-10-23]. http://www.who.int/hiv/data/en/.

4. 郝阳, 崔岩, 孙新华, 等. "四免一关怀"政策实施十年来中国艾滋病疫情变化及特征分析. 中华疾病控制杂志, 2014, 18 (5): 369-374.

5. 国家卫生健康委员会疾病预防控制局. 2019 年我国艾滋病防治工作取得新进展. 中国艾滋病性病, 2019, 25 (12): 1205.

6. Lui KJ, Lawrence DN, Morgan WM, et al. A model-based approach for estimating the mean incubation period of transfusion-associated acquired immunodeficiency syndrome. Proc Natl Acad Sci U S A, 1986, 83 (10): 3051-3055.

7. Rodríguez-Rosado R, Briones C, Soriano V. Introduction of HIV drug-resistance testing in clinical practice. AIDS, 1999, 13 (9): 1007-1014.

8. Silva Mde O, Bastos M, Netto EM, et al. Acute HIV infection with rapid progression to AIDS. Braz J Infect Dis, 2010, 14 (3): 291-293.

9. Lui KJ, Darrow WW, Rutherford GW 3rd. A model-based estimate of the mean incubation period for AIDS in homosexual men. Science, 1988, 240 (4857): 1333-1335.

10. Li Y, Han Y, Xie J, et al. CRF01_AE subtype is associated with X4 tropism and fast HIV progression in Chinese patients infected through sexual transmission. AIDS, 2014, 28 (4): 5215-5230.

11. Lee FJ, Amin J, Carr A. Efficacy of initial antiretroviral therapy for HIV-1 infection in adults: a systematic review and meta-analysis of 114 studies with up to 144 weeks' follow-up. PLoS One, 2014, 9 (5): e97482.

12. Ammassari A, Murri R, Pezzotti P, et al. Self-reported symptoms and medication side effects influence adherence to highly active antiretroviral therapy in persons with HIV infection. J Acquir Immune Defic Syndr, 2001, 28 (5): 445-449.

13. 王辉, 李在村, 赵红心, 等. 人类免疫缺陷病毒（HIV）抗病毒治疗二联简化疗法专家共识. 中国艾滋病性病, 2020, 26 (3): 331-334, 336.

14. Collins SE, Jean Juste MA, Koenig SP, et al. CD4 deficit and tuberculosis risk persist with delayed antiretroviral therapy: 5-year data from CIPRA HT-001. Int J Tuberc Lung Dis, 2015, 19 (1): 50-57.

15. Marcy O, Laureillard D, Madec Y, et al. Causes and determinants of mortality in HIV-infected adults with tuberculosis: an analysis from the CAMELIA ANRS 1295-CIPRA KH001 randomized trial. Clin Infect Dis, 2014, 59 (3): 435-445.

16. Cohen MS, Chen YQ, McCauley M, et al. Antiretroviral therapy for the prevention of HIV-1 transmission. N

Engl J Med，2016，375（9）：830-939.

17. Strategies for Management of Antiretroviral Therapy（SMART）Study Group，Lundgren JD，Babiker A，et al. Inferior clinical outcome of the CD4$^+$ cell count-guided antiretroviral treatment interruption strategy in the SMART study: role of CD4$^+$ Cell counts and HIV RNA levels during follow-up. J Infect Dis，2008，197（8）：1145-1155.

18. INSIGHT START Study Group，Lundgren JD，Babiker AG，et al. Initiation of antiretroviral therapy in early asymptomatic HIV infection. N Engl J Med，2015，373（9）：795-807.

19. TEMPRANO ANRS 12136 Study Group，Danel C，Moh R，et al. A trial of early antiretrovirals and isoniazid preventive therapy in africa. N Engl J Med，2015，373（9）：808-822.

20. Badje A，Moh R，Gabillard D，et al. Effect of isoniazid preventive therapy on risk of death in west African，HIV-infected adults with high CD4$^+$ cell counts: long-term follow-up of the Temprano ANRS 12136 trial. Lancet Glob Health，2017，5（11）：e1080-e1089.

21. 林逸骁，卢洪洲. 艾滋病抗病毒治疗研究进展. 中国艾滋病性病，2019，25（11）：1181-1185.

22. Ackerman ME，Barouch DH，Alter G. Systems serology for evaluation of HIV vaccine trials. Immunol Rev，2017，275（1）：262-270.

23. 荀静娜，卢洪洲. CROI2019：实现 HIV 储存库清除及功能性治愈的研究进展. 中国艾滋病性病，2020，26（5）：556-558.

24. Padian NS，Buvé A，Balkus J，et al. Biomedical interventions to prevent HIV infection: evidence，challenges，and way forward. Lancet，2008，372（9638）：585-599.

25. Dehne KL，Dallabetta G，Wilson D，et al. HIV Prevention 2020: a framework for delivery and a call for action. Lancet HIV，2016，3（7）：e323-e332.

26. 洪坤学，邹森，邵一鸣. 艾滋病生物医学预防策略现状及挑战. 中国热带医学，2016，16（11）：1049-1051.

27. Rodger AJ，Cambiano V，Bruun T，et al. Sexual activity without condoms and risk of HIV transmission in serodifferent couples when the HIV-positive partner is using suppressive antiretroviral therapy. JAMA，2016，316（2）：171-181.

28. Rodger AJ，Cambiano V，Bruun T，et al. Risk of HIV transmission through condomless sex in serodifferent gay couples with the HIV-positive partner taking suppressive antiretroviral therapy（PARTNER）: final results of a multicentre，prospective，observational study. Lancet，2019，393（10189）：2428-2438.

29. Bavinton BR，Pinto AN，Phanuphak N，et al. Viral suppression and HIV transmission in serodiscordant male couples: an international，prospective，observational，cohort study. Lancet HIV，2018，5（8）：e438-e447.

2 第二章

艾滋病相关眼部血管性病变

第一节　视网膜微血管病变

视网膜微血管病变是获得性免疫缺陷综合征最常见的眼部并发症,可发生于40%～60%的AIDS患者中,可位于结膜或视网膜,多位于视网膜,被称为人类免疫缺陷病毒(HIV)视网膜微血管病变。

HIV视网膜微血管病变是AIDS患者最常见的眼部非特异性病变,多发生于$CD4^+T$淋巴细胞计数低于200cells/μL的患者。单纯HIV视网膜微血管病变起病较为隐匿,对视力影响较小,多数患者无明显症状,由常规体检发现。少数患者会出现色觉异常、对比敏感度下降及视野损害。病变无需特殊治疗,病灶多在1～3个月消失,但极少数$CD4^+T$淋巴细胞低下患者,可在棉绒斑基础上发展成为巨细胞病毒性视网膜炎(cytomegalovirus retinitis,CMVR),应定期随访。

其发病机制可能为:①视网膜血流动力学异常,缺血引起视神经节细胞轴浆运输阻塞而造成细胞质物质积聚,类似于糖尿病视网膜病变的发病机制;②HIV感染内皮细胞,Maturi等在人体视网膜中分离出HIV并在视网膜内皮细胞中检测到其抗体,认为HIV感染内皮细胞可能是发生眼部病变的原因;③免疫复合物沉积,AIDS患者出现高浓度的循环免疫复合物使部分学者猜测免疫复合物的沉积可能是其发生的原因。

HIV视网膜微血管病变标志着$CD4^+T$淋巴细胞数降低和机会性感染发生率增加,提示血-视网膜屏障的破坏。因此,正确认识HIV视网膜微血管病变,有利于了解AIDS患者眼底病变和全身情况,掌握随诊观察时机,警惕其他机会性感染的发生。

一、视网膜微血管病变眼底表现

HIV视网膜微血管病变可双眼或单眼发病,多发于后极部视盘旁的血管弓附近,表现为眼底后极部的棉绒斑和出血,出血可为浅层、深层或Roth斑,棉绒斑和出血可以单独存在,或者同时存在。棉绒斑是HIV视网膜微血管病变最常见的表现。

1. 棉绒斑伴出血（图 2-1-1～图 2-1-3）

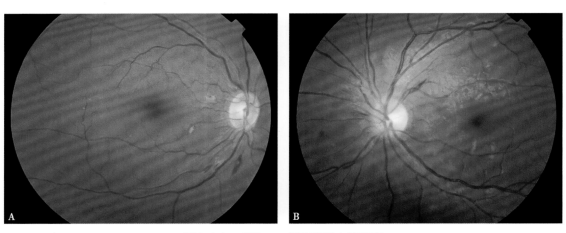

图 2-1-1　双眼 HIV 视网膜微血管病变
A、B. 可见病灶位于后极部血管弓旁，出血表现为视网膜浅层、深层出血或 Roth 斑

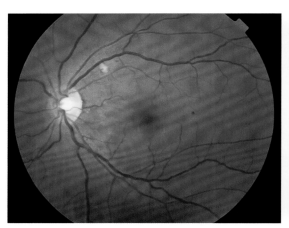 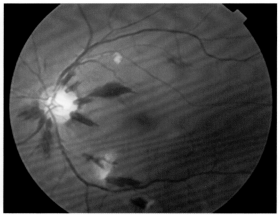

图 2-1-2　左眼 HIV 视网膜微血管病变
可见棉绒斑伴视网膜深层点状出血

图 2-1-3　左眼 HIV 视网膜微血管病变
可见棉绒斑伴多发火焰状浅层视网膜出血及 Roth 斑

2. 单纯棉绒斑（图 2-1-4～图 2-1-6）

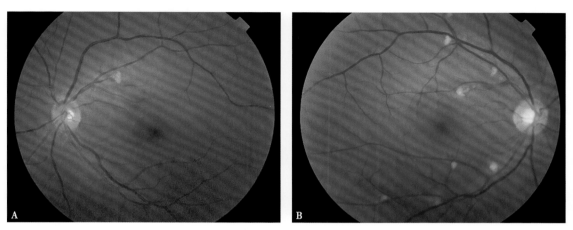

图 2-1-4　HIV 视网膜微血管病变
A. HIV 视网膜微血管病变可以为单个棉绒斑；B. 多个棉绒斑

提示：研究认为棉绒斑为视神经纤维层局部缺血的表现，它反映了患者的全身情况；全身情况较为稳定者，棉绒斑数量减少，棉绒斑增多者一般因合并新的感染或原发感染复发而致全身情况恶化。

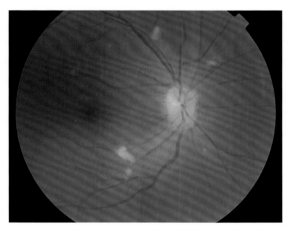

图 2-1-5　右眼 HIV 视网膜微血管病变
表现为眼底后极部的多个散在棉绒斑

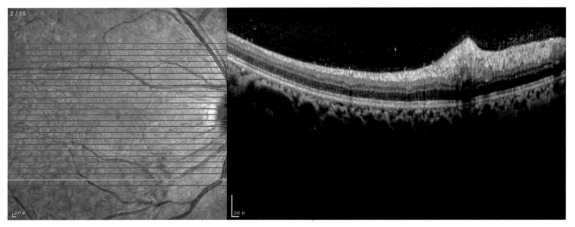

图 2-1-6　图 2-1-5 的 OCT 像
棉绒斑在 OCT 上表现为视网膜内层局部的高反射

3. 单纯视网膜出血（图 2-1-7）

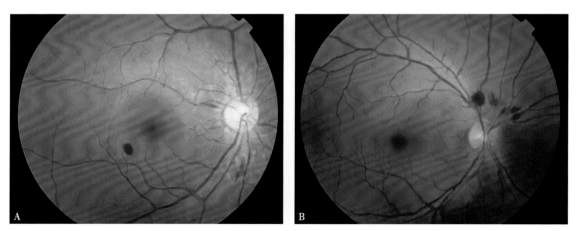

图 2-1-7　右眼 HIV 视网膜微血管病变
A. 单纯出血的病变：表现为后极部血管弓附近浅层及深层的视网膜出血；B. 视盘上方单纯出血

二、视网膜微血管病变转归

病变无需特殊治疗，病灶多在 1～3 个月消失，但极少数 CD4$^+$T 淋巴细胞数低下患者，可在棉绒斑基础上发展成为 CMVR，应定期随访。

1. 逐渐消退（图 2-1-8，图 2-1-9）

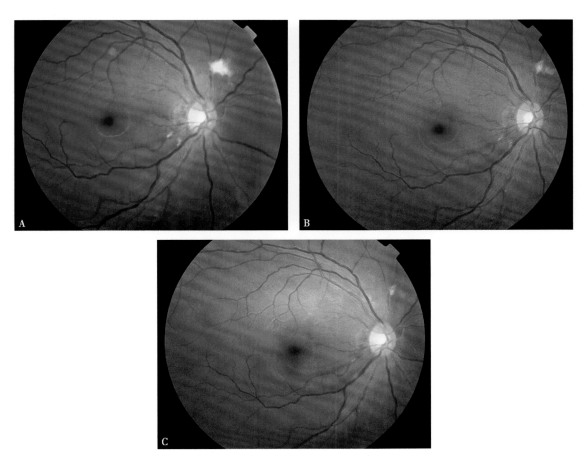

图 2-1-8　右眼 HIV 视网膜微血管病变

A. 患者后极部可见多处棉绒斑；B. 同一患者 2 周后复诊，可见上方部分棉绒斑范围减少，但同时出现新的棉绒斑，呈现此消彼长的现象；C. 同一患者 2 个月后复诊

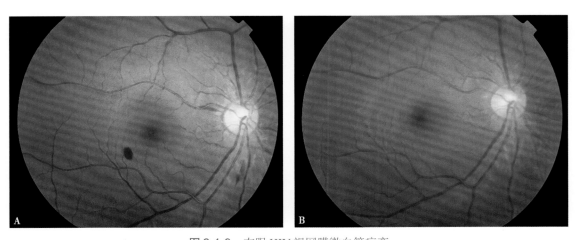

图 2-1-9　右眼 HIV 视网膜微血管病变

A. 单纯出血的病变：表现为后极部血管弓附近浅层及深层的视网膜出血；B. 1 个月后出血消失

2. 早期可疑棉绒斑发展为 CMVR（图 2-1-10，图 2-1-11）

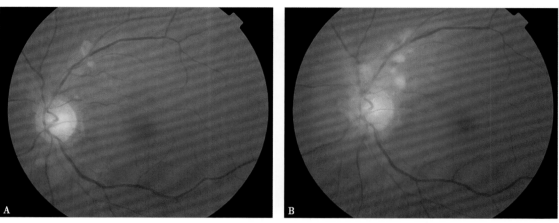

图 2-1-10　左眼底彩像
A. 可见上方黄色病灶，可疑为棉绒斑；B. 同一患者在可疑棉绒斑部位发展为 CMVR

提示：HIV 视网膜微血管病变需要与早期巨细胞病毒性视网膜炎相鉴别。

研究认为，棉绒斑与巨细胞病毒性视网膜炎关系如下：①原先病变为 HIV 视网膜微血管病变，随着病情的发展，形成 CMVR；②病变一开始就是早期 CMVR，随着时间的进展而出现典型 CMVR 的改变。CMVR 早期表现与 HIV 视网膜微血管病变极相似，易出现混淆，造成误诊。

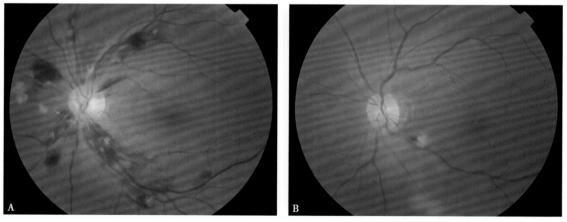

图 2-1-11　左眼 HIV 视网膜微血管病变
A. 后极部可见视网膜出血及棉绒斑，可疑早期 CMVR；B. 后极部棉绒斑，可疑早期 CMVR

提示：对于 HIV 视网膜微血管病变，需要观察随诊，警惕 CMVR 的发生。

（毛菲菲　许雪静）

第二节 结膜血管病变

HIV 结膜血管病变一般无症状,且不需要治疗,很少被关注到。文献中报道,70%～80% 的 HIV 患者会出现无症状结膜血管病变,表现为阶段性的结膜血管扩张、缩小、微血管瘤形成,"sludging"血柱等。

临床上,在国人 HIV 感染者眼部很少看到文献中所诉结膜血管病变。

病例 1

患者男,37 岁。

主诉:右眼内斜视伴重影加重 4 年,要求手术。

病史:发现 HIV 感染 5 年,ART 5 年。否认高血压、糖尿病等病史。右眼内斜视伴重影加重 4 年,无眼干、眼痒、眼痛,无分泌物。

眼部检查:矫正视力右眼 1.0,左眼 1.0;眼压正常,右眼内斜 15°,双球结膜血管扩张迂曲,角膜缘血管扩张(图 2-2-1),角膜清,前房中深,瞳孔圆,晶状体清,眼底未见异常。

辅助检查:CD4$^+$T 淋巴细胞计数 762cells/μL。

诊断:① HIV 结膜血管病变;②内斜视;③ HIV 感染。

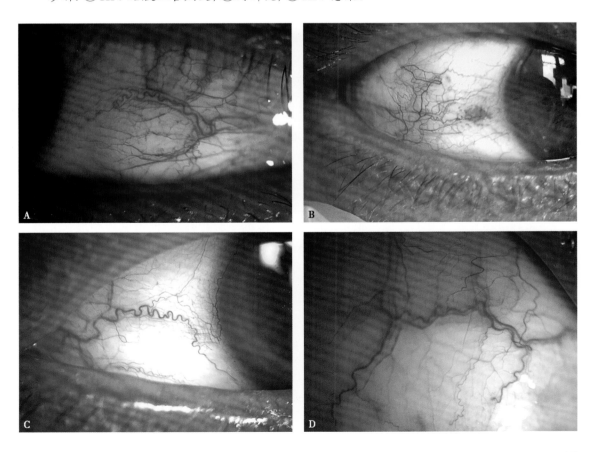

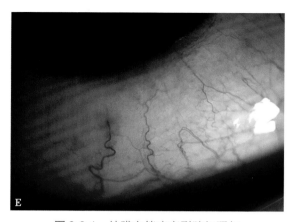

图 2-2-1　结膜血管病变裂隙灯照相
A、B. 右眼鼻侧、颞侧结膜血管迂曲扩张；C、D. 左眼颞侧、上方球结膜血管表现；
E. 左眼下方及角膜缘血管迂曲扩张

提示：结膜血管病变并非 HIV 感染的特异性表现，在非感染者也可见到。

（孙挥宇　郜桂菊）

第三节　其他眼部血管性病变

一、贫血所致视网膜出血

贫血是艾滋病患者常见并发症，其发生机制：一是 HIV 通过直接损伤 $CD4^+T$ 淋巴细胞造成 $CD4^+T$ 淋巴细胞的耗竭，机体的免疫功能下降，骨髓微环境基质细胞，包括 T 淋巴细胞、成纤维细胞、内皮细胞和巨噬细胞都可能被 HIV 感染，而这些受感染的基质细胞可导致大量的粒细胞集落刺激因子和白细胞介素 -3 减少，进而引起红细胞生成能力降低。这是 AIDS 患者发生贫血，特别是正细胞性贫血的主要机制之一；另一机制是随着免疫系统功能缺陷的逐渐进展，各种机会性感染和恶性肿瘤出现，进一步损伤全身多个系统，造血系统受损是其中之一。肿瘤细胞浸润骨髓，导致红细胞生成的减少，或各种感染或肿瘤引起包括肠道在内的损伤造成的慢性失血，也会伴有缺铁性贫血。

视网膜出血是贫血眼底最常见的症状（图 2-3-1），由于贫血致红细胞对氧的携带能力降低，使眼组织缺氧，血 - 视网膜屏障受损所致。通常可见表层、浅层火焰状出血和深层圆点状出血，多位于后极部，也可发生视网膜前出血，出血也可进入玻璃体。

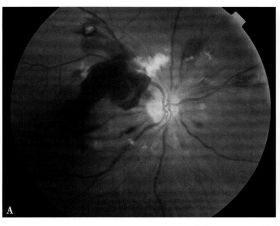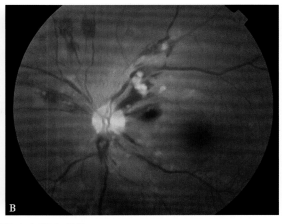

图2-3-1 双视网膜出血眼底彩像

A、B. 可见双视盘界清，色可，后极部见黄白硬性渗出及棉绒斑，出血呈点片状深层和浅层出血，并可见视网膜前出血（患者男，42岁，CD4$^+$T淋巴细胞计数75cells/μL，血红蛋白68g/L）

此外，HIV感染者还可因并发症和药物治疗等原因发生再生障碍性贫血、溶血性贫血和急性失血性贫血。

病例2

患者男，40岁。

主诉：头晕，视力下降20天。

病史：发现HIV感染2年，ART 3个月。1个月前因贲门撕裂呕血，血红蛋白80g/L，20天前头晕，视力下降，血红蛋白54g/L。

眼部检查：矫正视力右眼0.02，左眼0.1，双眼前节（−），眼底如图2-3-2。

诊断：①双视网膜出血；②贫血；③获得性免疫缺陷综合征。

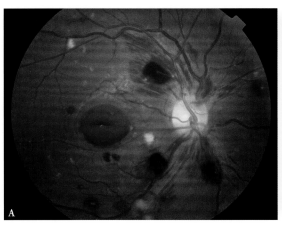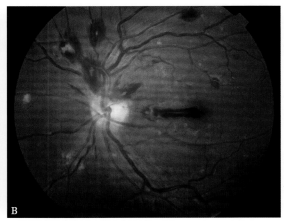

图2-3-2 双视网膜出血眼底彩像

A、B. 双视盘界清，色可，盘周见片状出血，后极部见棉绒斑及视网膜前出血

分析：该患者为急性失血性贫血所致视网膜出血。

二、合并慢性病所致眼部血管性病变

艾滋病人群普遍易感,80% 的发病者年龄在 15~50 岁。随着 ART 的成功推广,越来越多的患者长期生存,中老年患者人数倍增,同时患有眼部和全身的常见病的患者也越来越多,如患糖尿病、高血压、黄斑病变等,会出现相应的眼部表现(图 2-3-3~图 2-3-5)。

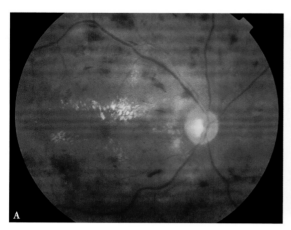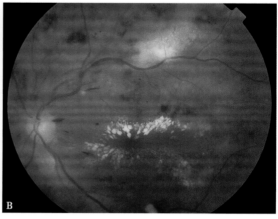

图 2-3-3　HIV 合并糖尿病视网膜病变眼底彩像

A、B. 双眼视网膜水肿,见大量点片状出血及黄白渗出(患者男,55 岁,发现 HIV 感染 9 年,ART 9 年,发现糖尿病 5 年,不曾规律治疗)

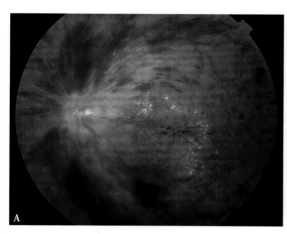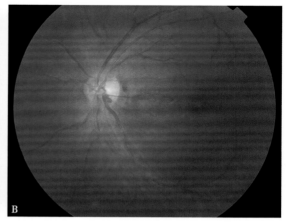

图 2-3-4　HIV 合并视网膜中央静脉阻塞治疗前后眼底彩像

A. 左眼视盘边界欠清,静脉迂曲扩张,伴大量片状出血,黄斑区大量硬性渗出;B. 治疗 3 年后的眼底彩像(患者男,57 岁,高血压 11 年,ART 3 年)

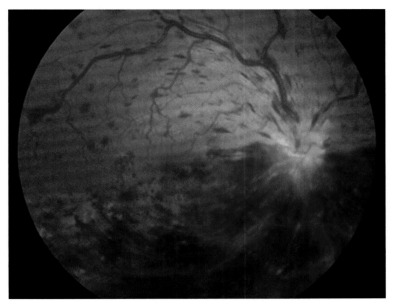

图 2-3-5　HIV 合并视网膜静脉阻塞眼底彩像

　　提示：HIV 感染是慢性传染性疾病，患者的寿命与非感染者接近，随着患者生存期的延长，非感染者罹患的常见疾病在感染者也会常见。

（李　丹　柳月红）

参 考 文 献

1. Vrabec T R. Posterior segment manifestations of HIV/AIDS. Surv Ophthalmol，2004，49：131- 157.

2. Holland G N. AIDS and ophthalmology：the first quarter century. Am J Ophthalmol，2008，145：397-408.

3. Barre-Sinoussi F，Chermann J C，Rey F，et al. Isolation of a T-lymphotropic retrovirus from a patient at risk for acquired immune deficiency syndrome（AIDS）. Science，1983，220：868-871.

4. Maturi R K，Font R L. Ultrastructural features and prevalence of tubuloreticular structures in the ocular vasculature of patients with AIDS：a study of 23 cases. Br J Ophthalmol，1996，80：252-255.

5. Seligmann M，Chess L，Fahey J L，et al. AIDS- an immunologic reevaluation. N Engl J Med，1984，311：1286-1292.

6. Newsome D A，Green W R，Miller E D，et al. Microvascular aspects of acquired immune deficiency syndrome retinopathy. Am J Ophthalmol，1984，98：590-601.

7. Gonzalez C R，Wiley C A，ArevaLo J F，et al. Polymerase chain reaction detection of cytomegalovirus and human immunodeficiency virus-1 in the retina of patients with acquired immune deficiency syndrome with and without cotton-wool spots. Retina，1996，16：305-311.

8. Hodge W G，Boivin J F，Shapiro S H，et al. Clinical risk factors for cytomegalovirus retinitis in patients with AIDS. Ophthalmology，2004，111：1326-1333.

9.　Teich S A. Conjunctival microvascular changes in AIDS and AIDS-related complex. Am J Ophthalmol，1987，103：332-333.

10.　Engstrom R E Jr，Holland G N，Hardy W D，et al. Hemorheologic abnormalities in patients with human immunodeficiency virus infection and ophthalmic microvasculopathy. Am J Ophthalmol，1990，109：153-161.

3 第三章

艾滋病相关眼部感染

第一节 病毒感染

一、巨细胞病毒感染

巨细胞病毒（cytomegalovirus，CMV）是人群普遍易感病毒，在西方国家成人 CMV 感染率 50%～80%，发展中国家为 95%～100%。人是 CMV 唯一宿主，CMV 感染常累及眼、肾上腺、肺及消化道，发生于免疫功能低下患者，见于应用免疫抑制剂、器官移植、白血病患者，也是 AIDS 晚期的常见并发症。眼部感染常见巨细胞病毒性视网膜炎（cytomegalovirus retinitis，CMVR），也可引起角膜炎和虹膜睫状体炎。

CMV 可侵入肺、肝、肾、唾液腺、乳腺等其他腺体，以及多核白细胞和淋巴细胞，可长期或间歇性地自唾液、乳汁、汗液、血液、尿液、精液、子宫分泌物多处排出病毒。

注意：CMVR 也可见于因疲劳、炎症、发生一过性免疫功能低下者。

（一）巨细胞病毒性视网膜炎

CMVR 是 AIDS 晚期的常见眼部并发症，占 AIDS 患者眼部表现的 1/4～1/3，是预后不良的征兆，是患者视力丧失的主要原因。

1. 典型表现 CMVR 有两种典型临床表现，分别是发生在眼底后极部的爆发型 CMVR 和发生在视网膜周边部的颗粒型 CMVR。爆发型 CMVR 表现为后极部的沿血管弓周围散在黄白色乳酪状混浊。病变大小不一，初起边缘模糊，可为絮状淡灰色，逐渐融合扩大为片状达眼底周边部，可同时见出血渗出新鲜病灶及色素瘢痕等陈旧病灶。点片状渗出与出血同时出现时呈碎乳酪与蕃茄酱样眼底，常累及视盘，可见血管鞘。颗粒型表现为周边部视网膜沿血管分布的颗粒状渗出，无出血或仅有少量出血，无血管鞘，缓慢进展，新旧病变同时可见。

根据其发病的临床类型不同，病变的范围不一，其临床症状不同。早期可无任何不适；或有无原因、无疼痛性眼前漂浮物，畏光、视野缺损、视物模糊 / 视力下降 / 丧失。少数患者伴有眼胀、眼痛；合并有 CMV 脑病者伴有头痛、头晕、恶心。

（1）爆发型巨细胞病毒性视网膜炎

1）爆发型巨细胞病毒性视网膜炎的特征性眼底表现如图 3-1-1，图 3-1-2。

病例 1

患者男,40 岁。

主诉:双眼视力下降 3 周。

病史:发热,咳嗽 1 个月,双眼视力下降 3 周。当地医院检查发现 HIV 抗体阳性,肺孢子菌肺炎,未行 ART。

眼部检查:矫正视力右眼 0.01,左眼光感;双角膜清亮,细小尘状 KP(+),前房中深,房水闪辉(±),瞳孔圆,晶状体清,玻璃体清,眼底彩像见图 3-1-1。

辅助检查:HIV 抗体(+),CD4$^+$T 淋巴细胞计数 2cells/μL。

诊断:①双眼巨细胞病毒性视网膜炎;②肺孢子菌肺炎;③获得性免疫缺陷综合征。

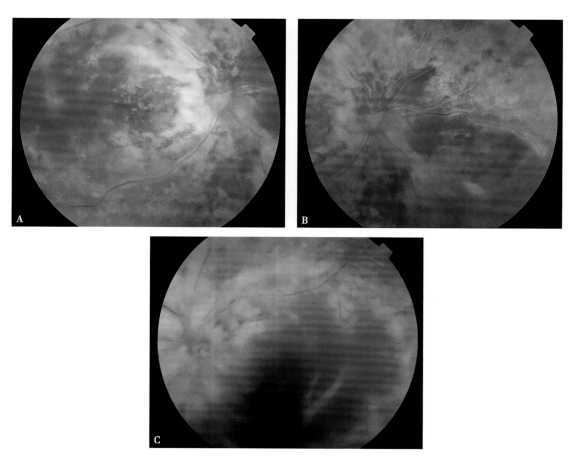

图 3-1-1 AIDS 合并 CMVR 双眼底彩像

A. 右眼后极部;B. 右眼后极偏鼻侧视网膜;C. 左眼后极部。双眼视盘水肿,边界不清,视盘被黄白色渗出坏死灶及出血覆盖;血管模糊,动静脉均可见血管鞘,静脉明显;沿血管弓见大量黄白渗出坏死灶及出血,夹杂黄白点状病灶,累及黄斑

提示：发生在后极部的，由黄白色渗出坏死灶和点片状出血组成的"奶酪蕃茄酱"眼底为爆发型 CMVR 的典型表现，多同时伴有血管鞘，视网膜上可见黄白色点状颗粒性病变。特征性的临床表现可以作为临床诊断 CMVR 的直接依据。

病例 2

患者男，34 岁。

主诉：双眼前黑影遮挡 1 个月。

病史：发现 HIV 感染 5 年，不曾抗病毒治疗。

眼部检查：矫正视力右眼 0.1，左眼 0.8；双角膜清亮，KP（－），前房中深，房水闪辉（－），瞳孔圆，晶状体清，玻璃体清，眼底彩像见图 3-1-2。

辅助检查：HIV 抗体（＋），CD4$^+$T 淋巴细胞计数 7cells/μL。

诊断：①双眼巨细胞病毒性视网膜炎；②获得性免疫缺陷综合征。

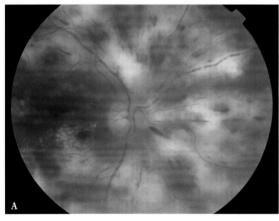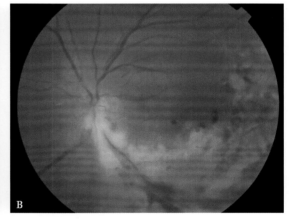

图 3-1-2　AIDS 合并 CMVR 双眼底彩像

A. 右眼视盘鼻侧水肿，视网膜血管见血管鞘，后极部视网膜水肿，被大片黄白病灶覆盖，其间夹杂小片状出血，黄斑区见少许黄白颗粒样病灶，黄斑中心回避；B. 左眼颞下视盘水肿，沿颞下血管见大片黄白病灶及点片状出血，累及黄斑下方及颞侧

提示：爆发型巨细胞病毒性视网膜炎可发生累及整个视网膜后极部或累及一个/两个/三个象限，"奶酪番茄酱"仍是其眼底特征，可以作为临床诊断 CMVR 的直接依据。

2）可以根据眼底特征直接诊断的典型爆发型巨细胞病毒性视网膜炎（图 3-1-3～图 3-1-7）。

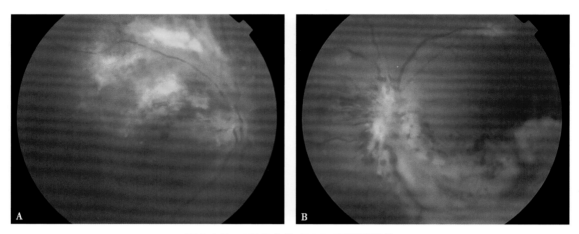

图 3-1-3 AIDS 合并 CMVR 双眼底彩像

A. 右眼累及颞上象限；B. 左眼累及颞下象限的爆发型巨细胞病毒性视网膜炎

特点：发生在后极部，病变区内见点片状出血（"红蕃茄酱"）、黄白色渗出坏死灶（"黄白奶酪"）、血管鞘、病灶周边黄白色颗粒样病变呈卫星灶样分布

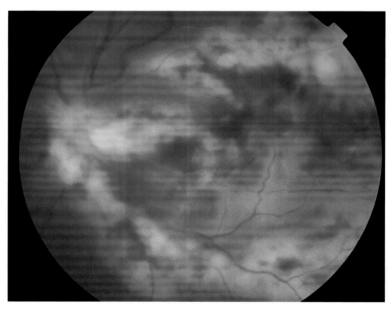

图 3-1-4 AIDS 合并 CMVR 左眼底彩像

典型"奶酪番茄酱"眼底：后极部点片状出血（"红蕃茄酱"）、黄白色渗出坏
死灶（"黄白奶酪"）、血管鞘

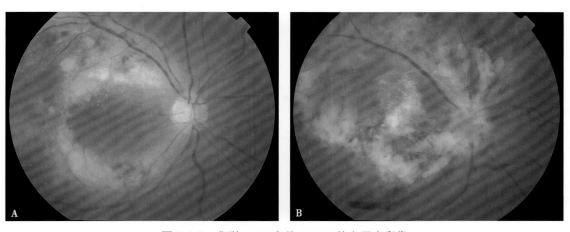

图 3-1-5 典型 AIDS 合并 CMVR 的右眼底彩像

A、B. 仍有"奶酪番茄酱"特征,发生在后极部的黄白色渗出坏死灶,点片状的出血,血管鞘不明显,病灶周边黄白色颗粒样病变呈卫星灶样分布,右眼颞上支动脉闭塞,图 A 可见黄斑回避

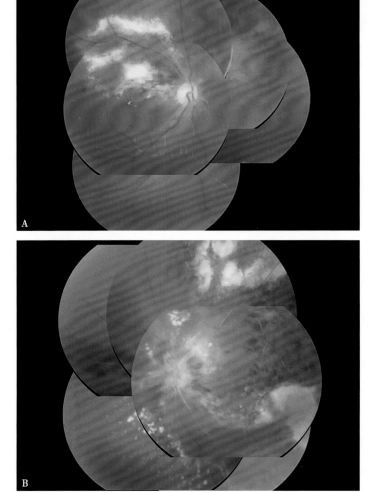

图 3-1-6 AIDS 合并 CMVR 双眼底彩像

A. 病变累及右眼颞上视网膜;
B. 左眼累及后极部视网膜

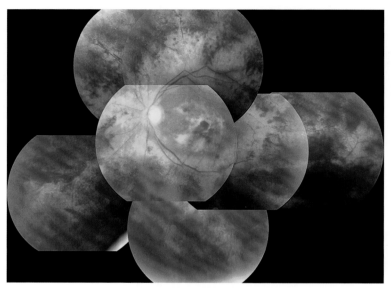

图 3-1-7　AIDS 合并 CMVR 左眼底彩像
CMVR 病变覆盖整个眼底

提示：以上患者的眼底病变发生在抗 HIV 治疗前，因患者 CD4$^+$T 淋巴细胞数极低，机体免疫力基本丧失，CMVR 患者眼部可见病毒直接侵犯的表现，多无葡萄膜炎表现或表现轻微。

3）合并葡萄膜炎的爆发型巨细胞病毒性视网膜炎（图 3-1-8～图 3-1-12）。

病例 3

患者男，42 岁。

主诉：左眼视力下降 2 个月余。

现病史：发现 HIV 抗体阳性 5 年，2 个月前视力下降，未治疗，6 周前发热，头痛，腹泻。诊断：艾滋病、病毒性脑炎、肠炎。4 周前行 ART。

眼部检查：矫正视力右眼 1.0，左眼 0.3；右眼前节未见异常，左角膜轻混，粉尘及羊脂性 KP（+），前房中深，房水闪辉（++），瞳孔圆，晶状体清，玻璃体混。眼底如图 3-1-8 所示。

辅助检查：CD4$^+$T 淋巴细胞 22cells/μL。

诊断：①左眼巨细胞病毒性视网膜炎；②左眼葡萄膜炎；③获得性免疫缺陷综合征。

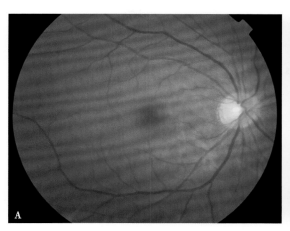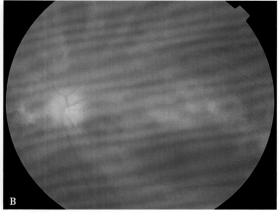

图 3-1-8　AIDS 合并 CMVR 患者的双眼底彩像

A. 右眼底大致正常；B. 左眼玻璃体混浊，隐约可见视网膜边界不清，视网膜血管白线，后极部可见黄白病灶及出血

提示：抗 HIV 治疗后，随着免疫系统的恢复程度不同，眼部 CMVR 表现中可见机体对致病源抗原产生识别并发生反应，引起不同程度的组织炎症损伤。可见 KP，房水闪辉，玻璃体混浊。

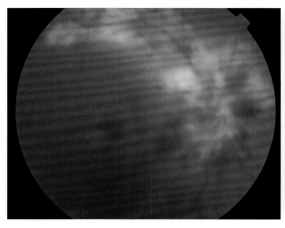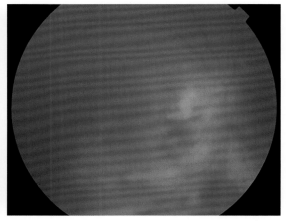

图 3-1-9　ART 后，累及右眼视盘及颞上视网膜的 CMVR，合并轻度玻璃体混浊

图 3-1-10　ART 后，累及右眼视盘及颞下视网膜的 CMVR，合并中度玻璃体混浊

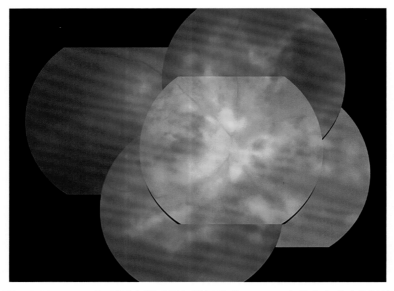

图 3-1-11 ART 后，累及右眼后极部视网膜的 CMVR，合并中度玻璃体混浊

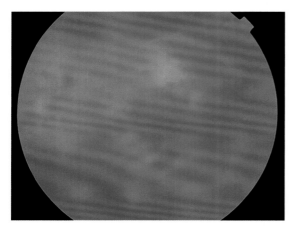

图 3-1-12 ART 后，累及右眼后极部视网膜的 CMVR，合并重度玻璃体混浊

4）早期 CMVR，如图 3-1-13～图 3-1-16 所示。

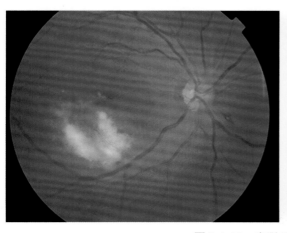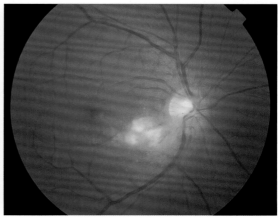

图 3-1-13 右眼后极部早期 CMVR

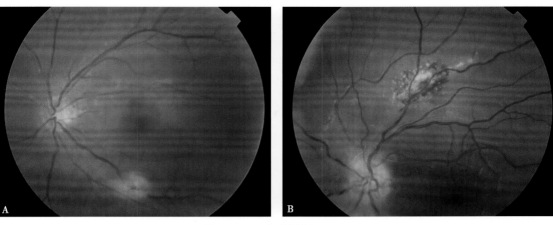

图 3-1-14　左眼早期 CMVR

A. 左眼颞下方视网膜早期 CMVR；B. 左眼上方视网膜早期 CMVR

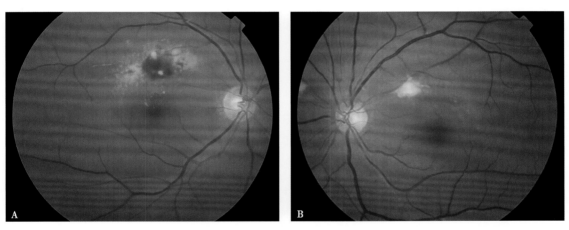

图 3-1-15　后极部早期 CMRV

A. 右眼后极部早期 CMVR；B. 左眼后极部早期 CMVR

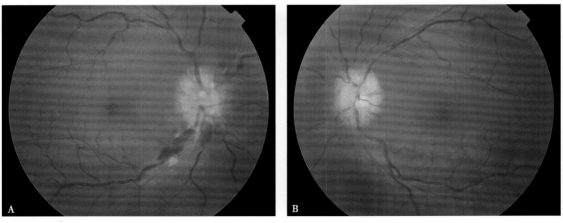

图 3-1-16　AIDS 合并隐球菌脑炎患者双眼底彩像

A. 右视盘水肿，颞下支血管旁早期 CMVR；B. 左视盘水肿

（2）颗粒型巨细胞病毒性视网膜炎

1）颗粒型巨细胞病毒性视网膜炎的特点，如图3-1-17～图3-1-22所示。

颗粒型CMVR特点：发生在视网膜周边部；水肿不明显，视网膜混浊淡；病灶呈颗粒状，少有融合；视网膜出血少或无；血管鞘少或无。

病例4

患者男，45岁。

发现HIV抗体阳性2周，体检时发现眼部病变，追问症状，诉偶有眼前遮挡感。

眼部检查：矫正视力右眼1.0，左眼1.0，眼压正常，双眼前节未见异常。眼底如图3-1-17，图3-1-18。

辅助检查：CD4$^+$T淋巴细胞计数23cells/μL。

诊断：①双眼巨细胞病毒性视网膜炎；②获得性免疫缺陷综合征。

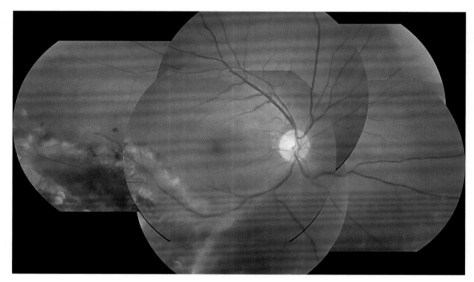

图3-1-17 AIDS合并CMVR患者右眼底彩像
右眼颞下方见沿血管分布的黄白色颗粒样病灶，伴点片状出血，未见血管鞘

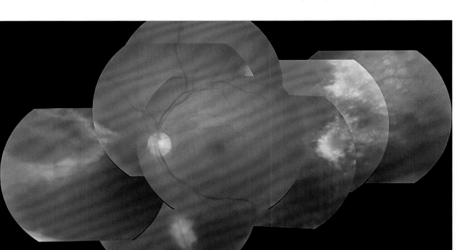

图 3-1-18　图 3-1-17 患者左眼底彩像
左眼视网膜鼻侧中周部，下方及黄斑颞侧 5DD 外可见黄白色簇状病灶，有融合，活动边缘呈颗粒状，伴视网膜出血

病例 5

患者女，38 岁。

主诉：右眼前黑影遮挡 2 周。

病史：发现 HIV 抗体阳性 5 年，未曾治疗。

眼部检查：矫正视力右眼 1.0，左眼 1.0，眼压正常，双眼前节未见异常。眼底如图 3-1-19，图 3-1-20 所示：右眼周边 CMVR，左眼未见异常。

辅助检查：CD4$^+$T 淋巴细胞计数 11cells/μL。

诊断：①右眼巨细胞病毒性视网膜炎；②获得性免疫缺陷综合征。

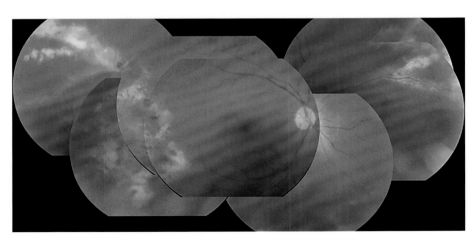

图 3-1-19　AIDS 合并 CMVR 患者右眼底彩像
右眼视网膜鼻侧周边及颞侧中周部的黄白色簇状渗出坏死灶，有融合，活动边缘呈颗粒状，伴视网膜出血及血管鞘

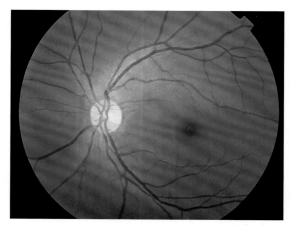

图 3-1-20　图 3-1-19 患者左眼底彩像
左眼大致正常

病例 6

患者男,27 岁。

主诉:体检时发现左眼底病变。

病史:HIV 抗体阳性 2 年,未治疗。

眼部检查:双眼矫正视力均为 1.0,眼前节(−)。右眼底未见异常,左眼底如图 3-1-21,图 3-1-22。

辅助检查:$CD4^+T$ 淋巴细胞计数 36cells/μL。

诊断:①左眼巨细胞病毒性视网膜炎;②获得性免疫缺陷综合征。

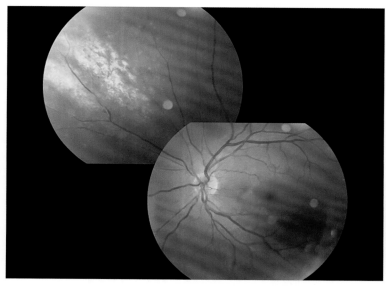

图 3-1-21　左眼鼻上中周部颗粒型 CMVR 眼底彩像
左眼视盘鼻上方 3DD 外视网膜黄白色颗粒样病灶,融合成簇,局部血管可见血管鞘,未见出血

提示： 颗粒型 CMVR 多发生在周边部，由周边向后极部缓慢进展，早期患者可无任何症状，多在眼部检查时发现。

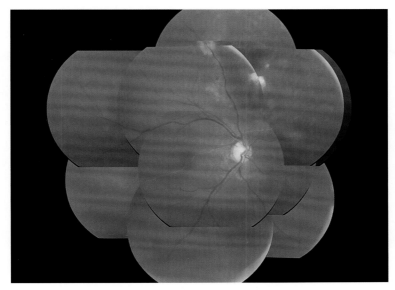

图 3-1-22 AIDS 合并右眼周边颗粒型 CMVR 患者眼底彩像
颗粒型病变由周边向后极部进展，逐渐融合扩大，可同时见新旧病灶

2）AIDS 合并颗粒型 CMVR 表现，如图 3-1-23～图 3-1-26 所示。

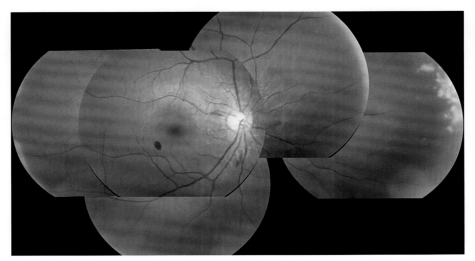

图 3-1-23 右眼鼻侧周边颗粒型 CMVR 眼底彩像
右眼视盘颞上方及下方可见 2 处小片状出血，黄斑颞下方见圆形视网膜下出血 1 处；鼻侧视网膜周边部见黄白色颗粒样病灶，融合成簇，未见出血及血管鞘

　　提示：发生在视网膜周边的 CMVR 早期可无任何症状，需要散瞳间接检眼镜检查方能发现病变。对于 CD4$^+$T 淋巴细胞计数低于 200cells/μL 的患者建议常规散瞳眼底检查，以防CMVR 漏诊。

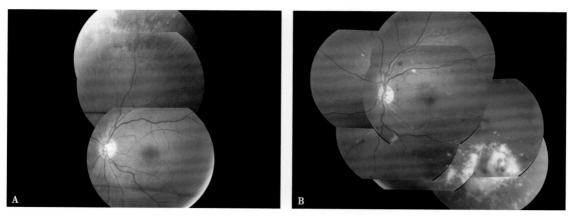

图 3-1-24　AIDS 合并颗粒型 CMVR 左眼底彩像
A. 左眼上方 CMVR；B. 左眼颞下方 CMVR

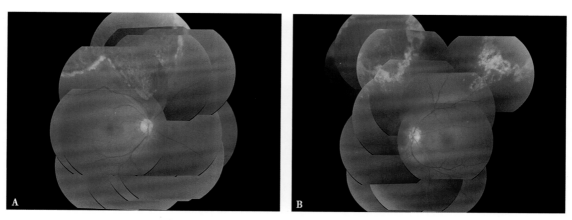

图 3-1-25　AIDS 合并颗粒型 CMVR 双眼底彩像
A. 右眼上方 CMVR；B. 左眼颞上方、鼻上方 CMVR

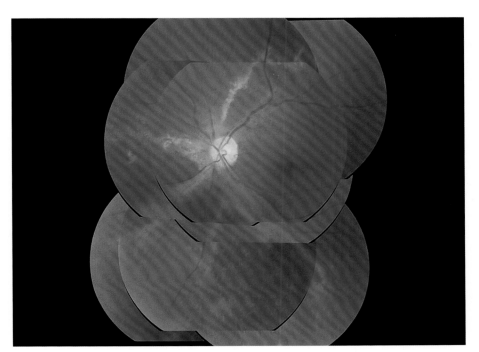

图 3-1-26 AIDS 合并颗粒型 CMVR 左眼底彩像
左眼颗粒型 CMVR，病变由周边进展到后极部，周边病变色素沉着，瘢痕化

（孙挥宇 毛菲菲 李 丹）

2. 巨细胞病毒性视网膜炎的特殊表现

（1）霜枝样巨细胞病毒性视网膜炎，如图 3-1-27～图 3-1-33 所示。

霜枝样视网膜血管炎分为特发性和非特发性。在非特发性霜枝样视网膜血管炎中，免疫功能异常、病毒感染、寄生虫感染等是引起其眼底改变的主要原因。对于 AIDS 患者而言，出现霜枝样视网膜血管炎眼底改变通常是由 CMV 引起，一般发生在 ART 治疗后。其发生机制可能是由于病毒直接侵犯血管内皮细胞，或病毒抗原引起的免疫复合物沉积于视网膜血管壁引起的视网膜血管炎症所致。

霜枝样巨细胞病毒性视网膜炎的特点：①多发生在 ART 后；②有霜枝样血管炎表现，同时合并黄白色渗出坏死灶及出血等典型 CMVR 的改变；③多合并不同程度的葡萄膜炎表现，如：KP 阳性，房水闪辉阳性，玻璃体混浊等。

病例 7

患者男，26 岁。

主诉：右眼眼前黑影 4 个月，加重 2 周，左眼视物模糊 2 周。

病史：4 个月前右眼眼前黑影，于外院诊为葡萄膜炎，予以滴眼液治疗，病情无缓解，1 个月前行 FFA 后诊为视网膜血管炎，给予口服醋酸泼尼松片治疗。20 天前发现 HIV 抗体（+），行 ART，2 周前右眼视力下降明显加重，左眼出现视物模糊。

　　眼部检查:视力右眼 0.4,左眼 1.0;双角膜清亮,KP(-),前房中深,房水闪辉(-),瞳孔圆,晶状体清,右眼玻璃体混浊。眼底:双眼弥漫性视网膜血管鞘,周边可见黄白色病灶伴出血(图 3-1-27)。

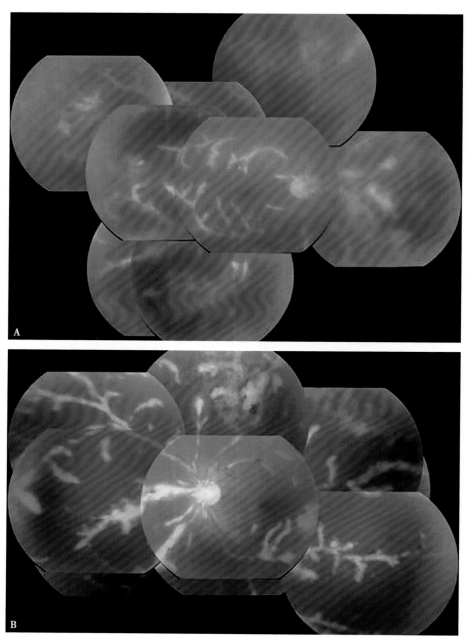

图 3-1-27　AIDS 合并霜枝样 CMVR 患者双眼底彩像
右眼玻璃体明显混浊(A),双眼视网膜血管呈霜枝样白鞘,周边可见黄白色渗出坏死灶及出血;血管模糊,动静脉均可见血管鞘,静脉明显(A、B)

辅助检查：HIV 抗体（＋），CD4$^+$T 淋巴细胞计数 11cells/μL，房水 CMV DNA 8.6×10^4/mL。

诊断：①双眼霜枝样巨细胞病毒性视网膜炎；②获得性免疫缺陷综合征。

提示：典型的霜样树枝状血管炎表现为沿视网膜血管发生的血管鞘样改变，多位于周边部位，呈树枝样，血管炎及玻璃体炎为轻度到中度。

病例 8

患者男，38 岁。

主诉：双眼视力下降 1 个月余。

病史：发现 HIV 抗体（＋）5 年，ART 半个月。

眼部检查：矫正视力右眼 0.1，左眼 0.2；眼压正常，双角膜清，KP（＋），房水闪辉（＋），双晶状体轻混，玻璃体轻混。眼底如图 3-1-28，图 3-1-29 所示。

辅助检查：CD4$^+$T 淋巴细胞计数 37cells/μL。

诊断：①双眼霜枝样巨细胞病毒性视网膜炎；②获得性免疫缺陷综合征。

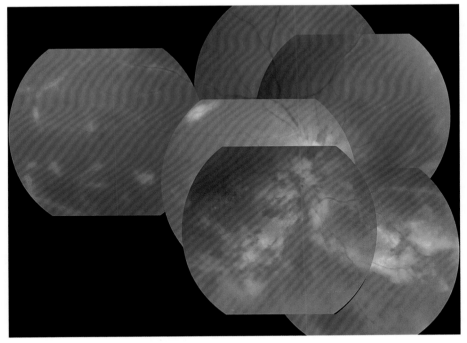

图 3-1-28　AIDS 合并 CMVR 患者右眼底彩像

右眼视盘及下方视网膜见大片黄白病变伴出血，周边视网膜静脉呈霜枝样改变

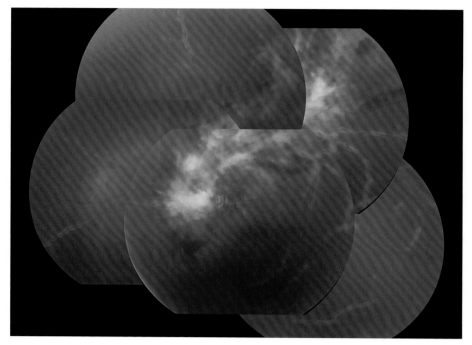

图 3-1-29 图 3-1-28 患者左眼眼底彩像
左眼视盘及颞上视网膜大片黄白病灶伴出血，血管霜枝样改变

提示：霜枝样巨细胞病毒性视网膜炎除了典型霜枝样血管炎的改变外，通常还伴有周边黄白色渗出坏死灶及出血等典型 CMVR 的改变。眼内液 PCR 检测 CMV DNA 能快速准确判断是否存在 CMV 感染。

病例 9

患者男，33 岁。

主诉：右眼前黑影飘动半个月。

病史：确诊 AIDS 并 ART 4 个月。

眼部检查：矫正视力右眼 0.1，左眼 0.08，双角膜透明，KP（−），房水闪辉（−），双眼前房中深，瞳孔圆，晶状体清，玻璃体清，右视盘下方可见大片黄白色沿血管走行黄白色病灶伴视网膜出血，各方向中周部可见黄白色视网膜血管鞘。左眼颞上周边可见大片颗粒状黄白色坏死病灶（图 3-1-30）。

辅助检查：CD4$^+$T 淋巴细胞 7cells/μL，HIV 96 831copies/mL，左眼房水 CMV 病毒载量 3.15×10^3/mL。

诊断：①双眼霜枝样巨细胞病毒性视网膜炎；②获得性免疫缺陷综合征；③结核性胸膜炎。

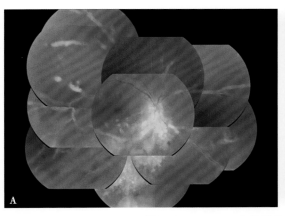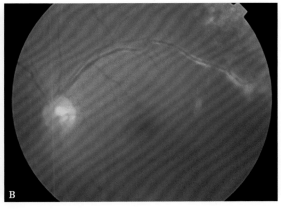

图 3-1-30　AIDS 合并霜枝样 CMVR 患者双眼底彩像

A. 右眼视盘下方可见大片黄白色沿血管走行黄白色病灶伴视网膜出血,各方向中周部可见黄白色视网膜血管鞘；B. 左眼颞上周边可见大片颗粒状黄白色坏死病灶

病例 10

患者男,28 岁。

主诉:左眼视力下降 1 周。

病史:发现 HIV 抗体阳性 1.5 个月,ART 1 个月,1.5 个月前 CD4$^+$T 淋巴细胞计数:4cells/μL。

眼部检查:矫正视力双眼 1.0,双眼角膜清,KP(+),前房中深,房水闪辉(−),瞳孔圆,晶状体清。右眼鼻上方中周部静脉血管霜枝样改变,鼻侧周边可见黄白色病灶；左眼后极部及各方向可见视网膜血管霜枝样改变,鼻下周边视网膜可见黄白色病灶(图 3-1-31,图 3-1-32)。

辅助检查:CD4$^+$T 淋巴细胞数为 73cells/μL,HIV 病毒载量 1 398 045copies/mL。

诊断:①双眼霜枝样巨细胞病毒性视网膜炎；②获得性免疫缺陷综合征；③肺孢子菌肺炎；④细菌性肺炎；⑤口腔真菌感染。

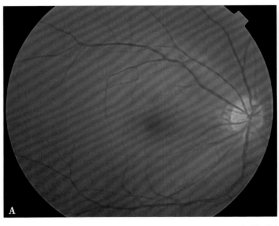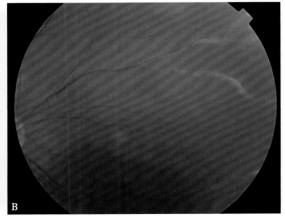

图 3-1-31　AIDS 合并霜枝样 CMVR 患者右眼底彩像

图 A 和图 B 为右眼眼底像:鼻上方中周部静脉血管霜枝样改变

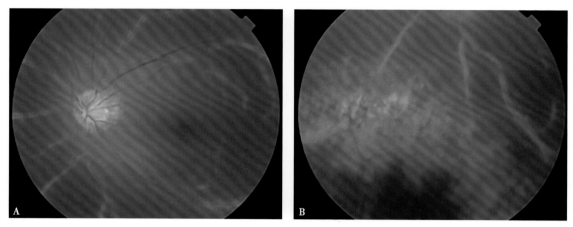

图 3-1-32　图 3-1-31 患者左眼眼底彩像

图 A 和图 B 为左眼眼底像：左眼后极部及各方向可见视网膜血管霜枝样改变，鼻下周边视网膜可见黄白色病灶

霜枝样血管炎至今病因不明。可以继发于不同病原体所引起的眼内炎如病毒性视网膜炎、结节病、弓形虫病、梅毒等。也可能由不同病原体引发超敏反应所导致的免疫复合物的沉积。

CMV 是引起 AIDS 患者视网膜炎最常见的病原体，除了常见的中心型和周边型的 CMVR 外，霜枝样巨细胞病毒性视网膜炎也是其中类型。有研究推测霜枝样血管炎可能是 CMVR 发生免疫重建炎症综合征（IRIS）的表现之一。除了典型霜枝样血管炎的改变外，通常还伴有周边黄白色渗出坏死灶及出血等典型 CMVR 的改变。眼内液 PCR 检测 CMV DNA 能快速准确判断是否存在 CMV。

（毛菲菲　孙挥宇）

（2）合并视网膜中央静脉阻塞 / 分支静脉阻塞的巨细胞病毒性视网膜炎，如图 3-1-33 所示。

病例 11

患者男，43 岁。

主诉：右眼突然视力下降 1 个月。

病史：外院诊断视网膜中央静脉阻塞，左眼 20 年前因外伤视力差。

眼部检查：视力右眼无光感，左眼矫正视力 0.1，眼压正常，右角膜清，色素性 KP（+），前房中深，房水闪辉（+），瞳孔圆，晶状体清。左眼前节（-）。右眼底如图 3-1-33 所示。左眼视盘界清，色可，血管走行正常，黄斑区见裂孔，周边视网膜未见病变。

辅助检查：HIV 抗体（+），未经 ART。CD4[+]T 淋巴细胞计数 13cells/μL。

诊断：①右眼巨细胞病毒性视网膜炎；②右眼视网膜中央静脉阻塞；③获得性免疫缺陷综合征。

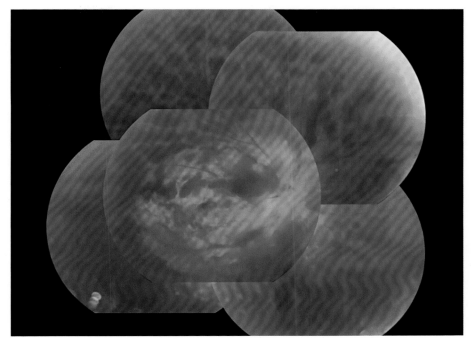

图 3-1-33　AIDS 合并 CMVR 患者右眼底彩像

右眼视盘水肿，见黄白病变，边界不清，视网膜中央静脉迂曲扩张，后极部可见大片黄白色点片状病灶，累及黄斑；视盘颞上方可见约 1DD 出血，沿视网膜血管可见大量不规则点片状出血

（李　丹　孙挥宇）

（3）合并视盘病变的巨细胞病毒性视网膜炎，如图 3-1-34～图 3-1-38 所示。

病例 12

患者女，45 岁。

主诉：左眼视力下降 1 个月。

病史：发现 HIV 抗体（+）1 个月，最低 $CD4^+T$ 淋巴细胞计数 5cells/μL；ART 24 天。

眼部检查：视力右眼 1.2，左眼指数 /33cm，眼压右眼 12mmHg，左眼 7mmHg，右眼视盘边清色正，后极部可见棉绒斑，鼻下及颞下周边可见大片颗粒状黄白色坏死病灶及出血。左眼视盘水肿，盘周可见放射状火焰状出血，下方血管弓可见黄白色渗出坏死病灶（图 3-1-34）。

辅助检查：$CD4^+T$ 淋巴细胞计数 30cells/μL。

诊断：①左眼巨细胞病毒性视网膜炎；②获得性免疫缺陷综合征。

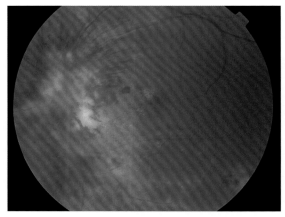

图 3-1-34　AIDS 合并 CMVR 患者眼底彩像
左眼视盘水肿,盘周可见放射状火焰状出血,下方血管
弓可见黄白色渗出坏死病灶

病例 13

患者男,37 岁。

主诉:右眼视力下降 3 个月。

病史:发现肺结核 3 个月,HIV 抗体(+)2 个月,未行 ART。

眼部检查:矫正视力右眼指数眼前,左眼 1.0,双眼前节(-),右眼视盘色淡,盘周可见大
片黄白色视网膜坏死、出血及渗出(图 3-1-35,图 3-1-36)。左眼底(-)。

辅助检查:HIV 病毒载量 5 817 957copies/mL,CD4$^+$T 淋巴细胞计数 4cells/μL。

诊断:①右眼巨细胞病毒性视网膜炎;②右眼视神经萎缩;③获得性免疫缺陷综合征。

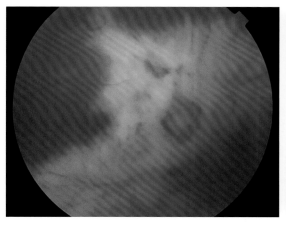

图 3-1-35　AIDS 合并视盘 CMVR 病变演变右眼底彩像
右眼视盘色淡,边界不清,盘周可见大片黄白色视网
膜坏死渗出灶,累及黄斑,其间夹杂少许点片状出血

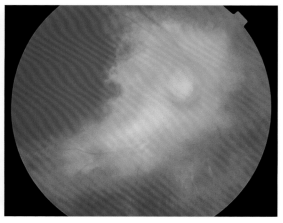

图 3-1-36　图 3-1-35 患者 1 个月后眼底彩像
1 个月后,右眼视盘色淡,边界不清,周边可见大片黄
白硬性病灶及色素沉着

　　2 年后随访(图 3-1-37),ART 1 年,CD4$^+$T 淋巴细胞计数 212cells/μL。视力:右眼无光感,
左眼同前。

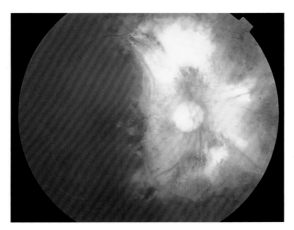

图 3-1-37　图 3-1-35 患者 2 年后眼底彩像
2 年后,右眼视盘色淡,边界不清,周边可见大片黄白陈旧病灶及瘢痕

病例 14

患者男,27 岁。

主诉:双眼视力下降 3 个月。

病史:HIV 抗体(+)1 个月余,未行 ART,伴有 CMV 脑炎。

眼部检查:矫正视力双眼手动 / 眼前,双眼前节(−),眼底如图 3-1-38 所示。

辅助检查:HIV 病毒载量 1 374 798copies/mL,CD4$^+$T 淋巴细胞数 7cells/μL。

诊断:①双眼巨细胞病毒性视网膜炎;②获得性免疫缺陷综合征。

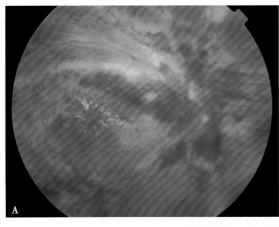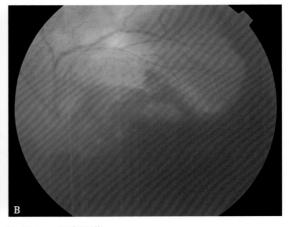

图 3-1-38　AIDS 合并 CMVR 眼底彩像
A. 右眼视盘周围可见大片出血及黄白色视网膜坏死,中周部可见视网膜霜枝样改变,黄斑区可见星芒状渗出;B. 左眼玻璃体混浊,玻璃体积血,遮挡下半视网膜,隐见后极部视网膜黄白色病灶,视网膜血管走行扭曲

提示:CMV 为嗜神经病毒,易引起视神经的病变,导致不同程度视神经萎缩,视力障碍。

(刘夕瑶　王胜男　孙挥宇)

3. 巨细胞病毒性视网膜炎的诊断和治疗

（1）CMVR 的诊断依据

1）特征性眼底改变：①发生在眼底后极部的"奶酪番茄酱"眼底改变，表现为后极部的沿血管弓周围散在黄白色乳酪状混浊。病变大小不一，初起边缘模糊，可为絮状淡灰色，逐渐融合扩大为片状达眼底周边部，可同时见渗出出血等新鲜病变和瘢痕色素等陈旧病灶。点片状渗出与出血同时出现时呈碎乳酪与蕃茄酱样眼底。②发生在视网膜中周部的颗粒型病变，周边部视网膜沿血管分布的颗粒状渗出，无出血或仅有少量出血，无血管鞘，缓慢进展，新旧病变同时可见。

2）HIV 抗体阳性病史、CD4 $^+$T 淋巴细胞计数 < 200cells/μL，多数患者的 CD4 $^+$T 淋巴细胞计数 < 50cells/μL。

3）对于眼底表现不典型者，需做眼内液 CMV-PCR 检测，以明确诊断。

在眼内液检测普及前，传统的诊断为有经验眼底医生根据特征性眼底病变及患者的病史、辅助检查所做的临床诊断。因 CMVR 的特征性眼底改变，且病变多发生在免疫力低下患者，所以多数病例可以明确诊断，如图 3-1-39 所示。

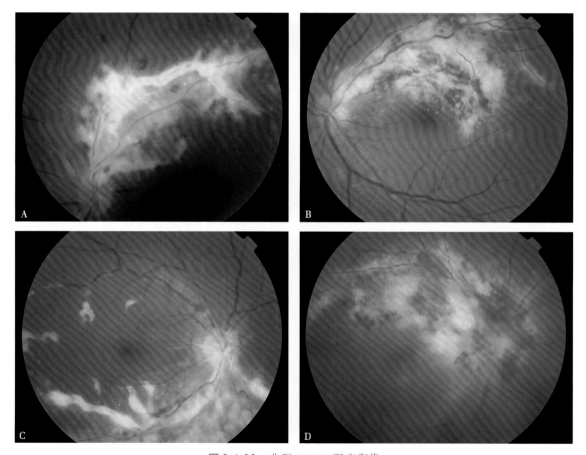

图 3-1-39 典型 CMVR 眼底彩像
A. 左眼颞上 CMVR；B. 左眼颞上 CMVR；C. 右眼颞下 CMVR；D. 右眼视盘颞上 CMVR

但也有不典型病例，或合并中重度玻璃体混浊 / 出血等，需要眼内液检测以明确诊断，如图 3-1-40 所示。

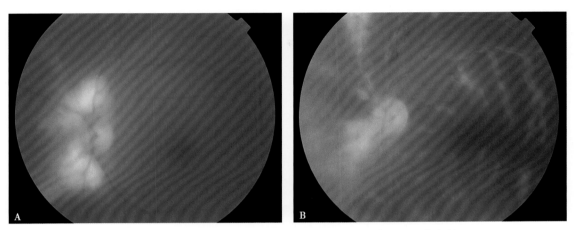

图 3-1-40　非典型表现 CMVR，需做眼内液 PCR 检测以明确诊断
A．左眼盘周黄白病变伴有中度玻璃体混浊；B．视盘鼻侧黄白病变伴霜枝样血管炎，轻度玻璃体混浊

急性视网膜坏死（ARN）易与 CMVR 相混淆，需要眼内液检测以明确诊断（图 3-1-41，图 3-1-42）。

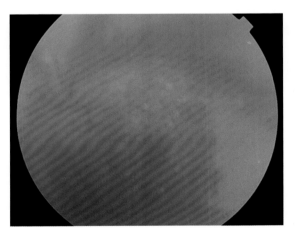

图 3-1-41　需与 CMVR 相鉴别的眼底彩像
AIDS 合并急性视网膜坏死患者眼底彩像，需要与合并玻璃体混浊的 CMVR 相鉴别

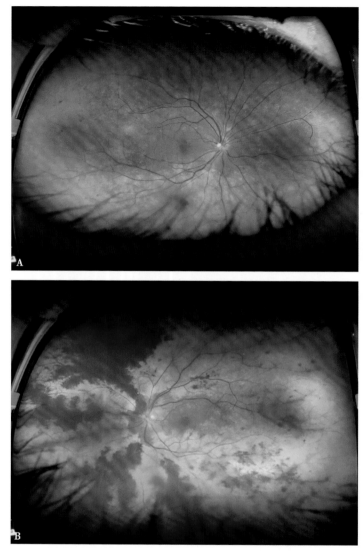

图 3-1-42 需与 CMVR 相鉴别的 ARN 眼底彩像
A. AIDS 合并右眼急性视网膜坏死彩像;B. AIDS 合并左眼急性视网膜坏死彩像

提示:眼内液 CMV-PCR 检测敏感性和特异性高,可减少误诊,提高早期诊断率;是诊断 CMVR,特别是未经治疗的 CMVR 的可靠方法。

(2)巨细胞病毒性视网膜炎的治疗:CMVR 治疗包括全身治疗和局部治疗。

全身治疗采用二阶段疗法,即诱导阶段和维持阶段治疗。常用药物为更昔洛韦、膦甲酸钠或者缬更昔洛韦。诱导期治疗疗程一般为 14~21 天,注射用更昔洛韦诱导剂量 5mg/kg,每天 2 次静脉滴注,2~3 周后转为维持治疗,剂量 5mg/kg,每天 1 次,每周静脉滴注 5~7 天。膦甲酸钠诱导期治疗,静脉滴注 60mg/(kg·次),每 8h 一次,2~3 周后维持治疗,90~120mg/(kg·d)。长期维持治疗根据患者的情况可以用更昔洛韦 1g,每天 3 次,口服或缬更昔洛韦 900mg,每天 1 次,进行维持治疗(二级预防),持续至少 3~6 个月。

局部治疗：文献报道中建议对发生在后极部的 CMVR，玻璃体腔注射更昔洛韦（2mg/次）或膦甲酸钠（2.4mg/次），7～10 天给药 1～4 次。

具体到每个患者的治疗，应根据患者眼部病变的严重程度、细胞免疫抑制水平及其他合并症等制订个体化、综合性的治疗方案。在临床上，全身＋局部联合治疗，取得了非常好的治疗效果。

病例 15

患者男，32 岁。

主诉：左眼视力下降 2 周。

眼科检查：右眼矫正视力 1.0，左眼矫正视力 0.02；双眼前节（－）；眼底如图 3-1-43 所示。

病史：发现 HIV 抗体阳性 2 个月，CD4$^+$T 淋巴细胞 34cells/μL，ART 1 个月。

辅助检查：眼内液检测 CMV-DNA 载量 3.35×10^5/mL。

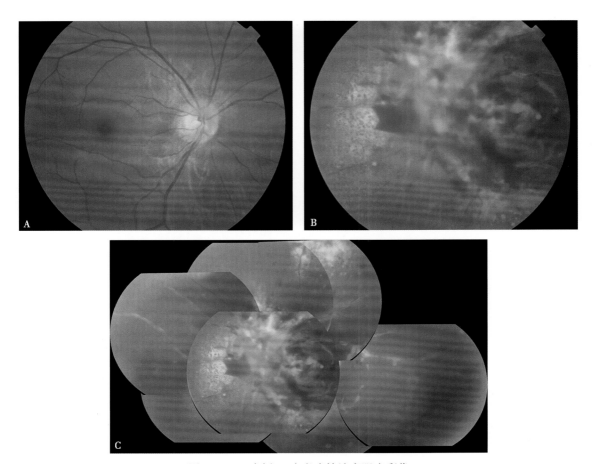

图 3-1-43 病例 15 患者病情演变眼底彩像

A. 右眼底（－）；B、C. 左后极部见约 9～10DD 大小形状不规则黄白病变区，表面被出血覆盖，遮盖视盘和黄斑，病灶周边见黄白点状卫星灶样病变，血管表面见血管鞘，视盘颞上中周部见约 4～5DD 大小黄白病灶，伴有小片出血

治疗：全身＋局部抗 CMV 治疗。

治疗后 1 周：

眼科检查：右眼矫正视力 1.0，左眼矫正视力 0.05，双眼前节（－）；眼底如图 3-1-44。

眼内液检测：左眼 CMV-DNA 载量 6.70×10^4/mL。

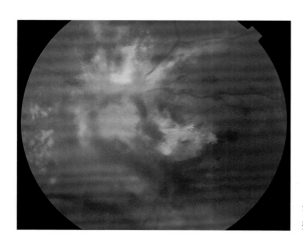

图 3-1-44 图 3-1-43 患者治疗 1 周后眼底彩像
治疗 1 周后，左后极部见黄白病变区变薄，出血减少，病灶周边见黄白点状卫星灶样病变，血管旁片状出血

治疗后 2 周：

眼科检查：右眼矫正视力 1.0，左眼矫正视力 0.1，双眼前节（－）；眼底：周边病变渗出减少，后极部如图 3-1-45。

眼内液检测：CMV-DNA 载量 1.28×10^4/mL。

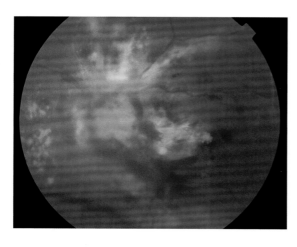

图 3-1-45 图 3-1-43 患者治疗 2 周后眼底彩像
治疗 2 周后，左后极部见黄白病变区变薄，出血减少，病灶周边见黄白点状卫星灶样病变，血管旁片状出血

治疗后 4 周：

眼科检查：右眼矫正视力 1.0，左眼矫正视力 0.2，右眼前节（－），左眼角膜清，羊脂性 KP（＋），瞳孔圆，晶状体清；眼底：周边病变部分消退，后极部如图 3-1-46。

眼内液检测：CMV-DNA 载量 5.2×10^3/mL。

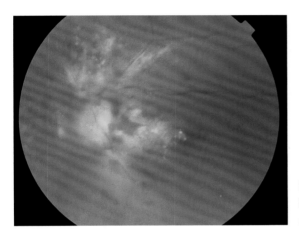

图 3-1-46　图 3-1-43 患者治疗 4 周后眼底彩像
治疗 4 周后，左后极部见黄白病变区变小变薄，出血减少，病灶周边卫星灶样病变部分消退。血管旁片状出血吸收，黄斑区病灶明显减小，黄斑显露

治疗后 6 周：

眼科检查：右眼矫正视力 1.0，左眼矫正视力 0.4，右眼前节（－），左眼角膜清，羊脂性 KP（＋），瞳孔圆，晶状体清；眼底：周边病变局限瘢痕化，后极部如图 3-1-47。

眼内液检测：CMV-DNA 载量 8.5×10^2/mL。

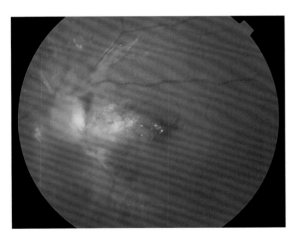

图 3-1-47　图 3-1-43 患者治疗 6 周后眼底彩像
治疗 6 周后，后极部黄白病变区变小变薄，出血减少，病灶周边卫星灶样病变部分消退，视盘可见，血管旁片状出血吸收。黄斑区病灶明显减小

治疗后 8 周：

眼科检查：右眼矫正视力 1.0，左眼矫正视力 0.5，右眼前节（－），左眼角膜清，KP（－），瞳孔圆，晶状体清；眼底：周边病变局限瘢痕化，后极部如图 3-1-48。

眼内液检测：CMV-DNA 检测不到。

继前治疗,并予左眼周边病变激光光凝封闭病变区。

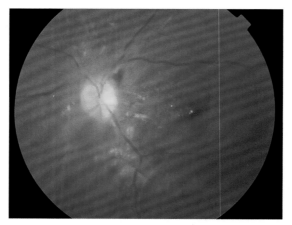

图 3-1-48 图 3-1-43 患者治疗 8 周后眼底彩像
治疗 8 周后,视盘边界渐清,颜色变浅,盘周病灶大部
分吸收,见少许出血,黄斑区病灶大部分消退,隐见黄
斑反光

治疗后 12 周:

眼科检查:右眼矫正视力 1.0,左眼矫正视力 0.6;双眼前节(-);眼底如图 3-1-49。

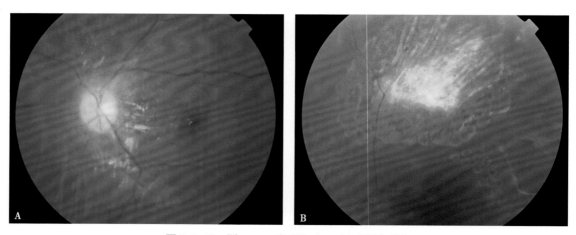

图 3-1-49 图 3-1-43 患者治疗 12 周后眼底彩像
A. 治疗 12 周后,左眼视盘边界清,色略淡,血管走行可,后极部视网膜变薄,黄斑区见硬渗点;B. 左颞上病
灶激光包绕,激光反应好

提示:①全身治疗可以改善患眼的临床症状,同时还可有效减少对侧眼感染及其他器官 CMV 播散性感染的风险。局部治疗能快速控制病情。尤其适用于危及视力的中央型 CMVR。②眼内液 CMV 载量与活动性 CMVR 病灶的范围和严重程度相关,可以作为评估 CMVR 治疗效果的指标。

病例 16

患者男,39 岁。

主诉:右眼前黑影 2 个月,加重 10 天。

病史:发现 HIV 感染 3 年,ART 3 年,发现耐药 4 个月,换药 3 个月。

眼部检查:矫正视力右眼 0.4,左眼 1.0,右眼角膜清,KP(+),前房中深,房水闪辉(+),瞳孔圆,晶状体清,眼底如图 3-1-50A。左眼前后节未见异常。

辅助检查:CD4$^+$T 淋巴细胞 51cells/μL。

诊断:①右眼巨细胞病毒性视网膜炎;②获得性免疫缺陷综合征。

治疗:① ART;②膦甲酸钠静脉滴注,更昔洛韦玻璃体注药。

治疗后 1 周眼底如图 3-1-50B,治疗后 2 周眼底如图 3-1-50C,治疗后 3 周眼底如图 3-1-50D。

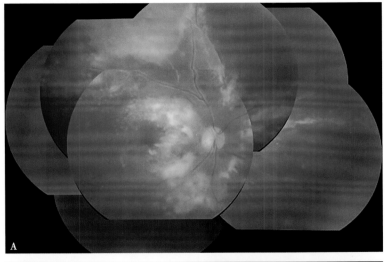

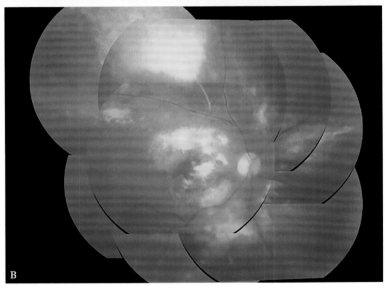

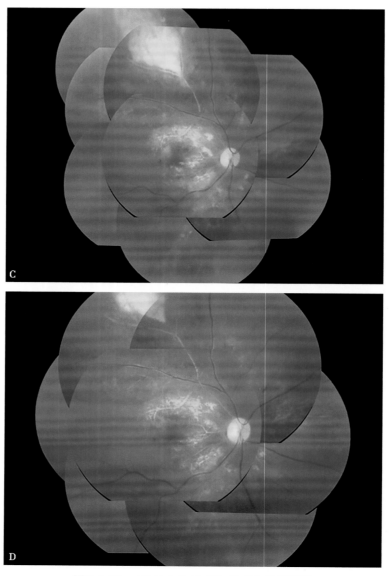

图 3-1-50　AIDS 合并 CMVR 患者右眼底彩像

A. 治疗前,右眼矫正视力 0.4,右眼盘周见放射状黄白病变并小片状出血,后极部厚重,颞上方大片黄白病变,颞上支静脉血管白鞘,远端血管白线;B. 治疗 1 周后,右眼盘周病变减轻,出血吸收,颞上方病变范围变小,颞上血管白鞘吸收,远端血管白线;C. 治疗 2 周后,右眼底病变局限;D. 治疗 3 周后,右眼矫正视力 0.8,右眼后极部病变大部分吸收,颞上病灶缩小限局,颞上血管远端白线

提示:全身＋局部抗 CMV 治疗效果确切,能快速控制 CMVR 进展,保护视力。

(3)预后:CMV 对视网膜全层的损伤不可逆,CMVR 后,因病变损伤视网膜的深度、范围不同,视网膜不同程度瘢痕愈合,如图 3-1-51～图 3-1-56 所示。

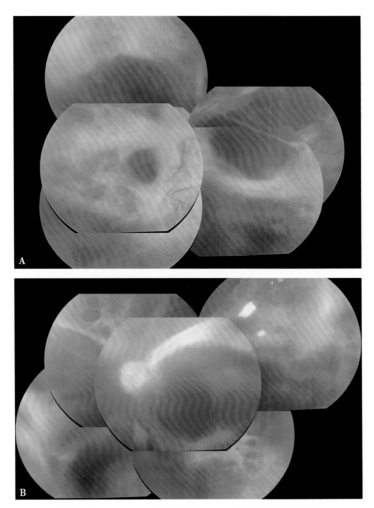

图 3-1-51 AIDS 合并陈旧 CMVR 患者双眼底彩像

A、B. 双眼 CMVR 半年,治疗 2 个月后,双眼视网膜脱离,病灶瘢痕形成

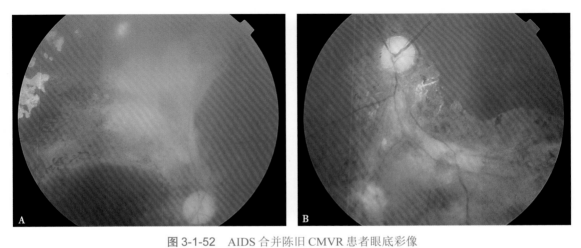

图 3-1-52 AIDS 合并陈旧 CMVR 患者眼底彩像

A. 右眼颞上陈旧 CMVR,视盘色淡,病变区视网膜瘢痕愈合;B. 左眼颞下陈旧 CMVR,视盘色淡,病变区视网膜瘢痕愈合

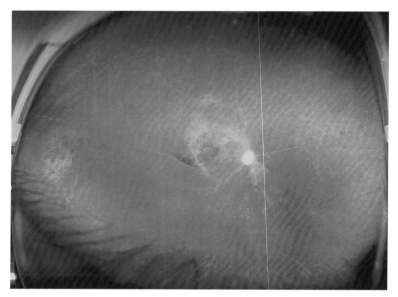

图 3-1-53　右眼陈旧 CMVR 眼底彩像
视盘界清色淡，病变区血管白线，病变视网膜被色素和瘢痕取代

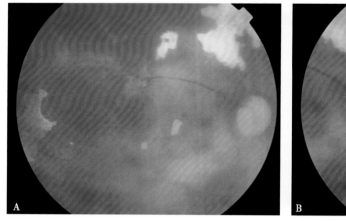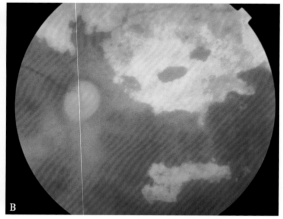

图 3-1-54　AIDS 合并 CMVR 右眼底彩像
A. 右眼后极部偏颞侧像；B. 右眼后极部偏鼻侧像，可见右眼陈旧 CMVR，视盘界清色蜡黄，血管变细，部分白线，后极部视网膜变薄，淡黄色，鼻上方大片明亮黄白境界清楚的陈旧病变

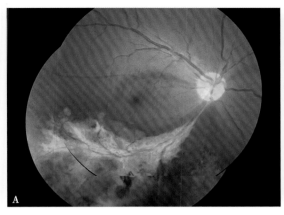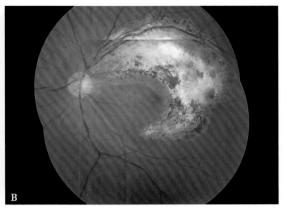

图 3-1-55　AIDS 合并陈旧 CMVR 眼底彩像

A. 右眼颞下 CMVR 病灶瘢痕愈合，黄斑皱褶；B. 左眼颞上 CMVR，病变视网膜瘢痕愈合，累及黄斑

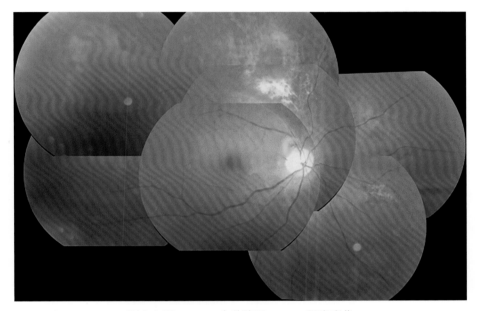

图 3-1-56　AIDS 合并陈旧 CMVR 眼底彩像

右眼颞上及鼻下 CMVR，病变视网膜瘢痕愈合

提示：CMVR 的损害不可逆，根据病变部位和深度不同，病灶不同程度瘢痕愈合。

诱导治疗期间，至少每周进行一次检眼镜检查以评估疗效。维持治疗期间，应至少每月进行一次眼底检查以及时发现复发病灶及并发症。维持治疗停止后，仍需每 1～3 个月进行一次眼底检查以监测 CMVR 是否复发。若 CD4$^+$T 淋巴细胞再次下降至 100cells/μL 以下时，应再次启动维持治疗。若患者出现明显的眼底活动性病变，则应重新开始诱导治疗。

（孙挥宇　赵红心　张福杰）

4. CMVR 继发视网膜脱离　视网膜脱离是 CMVR 的常见并发症，是患者视力丧失的主要原因之一。即使脱离的视网膜通过手术实现解剖复位，术后视力也很难恢复到脱离之前的状态。ART 前，每年 CMVR 患者中视网膜脱离的发生率在 33% 左右。ART 后，CMVR 视网膜脱离的发生率降低了 60%。虽然如此，由于 ART 后患者寿命的延长，视网膜脱离仍是这些患者视力丧失的主要因素之一。

（1）CMVR 继发视网膜脱离病例

病例 17

患者男，27 岁。

主诉：双眼眼前黑影飘动 1 个月。

病史：发现 HIV 抗体阳性 2 个月，1.5 个月前 ART。

眼部检查：矫正视力右眼 0.6，左眼 0.8，双眼角膜清，前房深，瞳孔圆，晶状体清。眼底：右眼视盘及鼻侧可见大片黄白色渗出，累及黄斑区，左眼颞下方可见黄白色渗出（图 3-1-57）。

辅助检查：CD4$^+$T 淋巴细胞计数 62cells/μL。

诊断：①双眼巨细胞病毒性视网膜炎；②获得性免疫缺陷综合征。

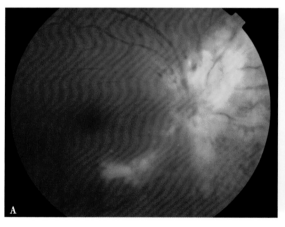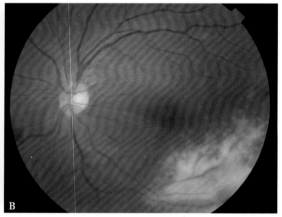

图 3-1-57　AIDS 合并 CMVR 病情演变眼底彩像
A. 右眼视盘及鼻侧可见大片黄白色渗出伴点片状出血，颞下后极部见黄白病灶，累及黄斑区；B. 左眼颞下方可见黄白色渗出伴点片状出血

治疗：ART；全身抗 CMV 治疗。

治疗后（图 3-1-58～图 3-1-60）：

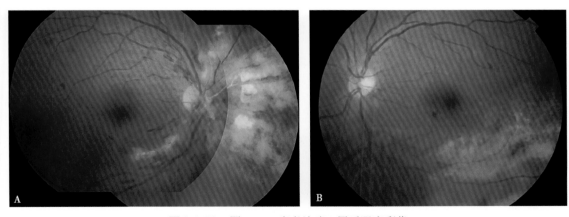

图 3-1-58　图 3-1-57 患者治疗 2 周后眼底彩像
治疗 2 周后，A. 右眼视盘及鼻侧渗出明显减少，水肿减轻，颞下病灶减轻；B. 左眼颞下方病灶明显减轻

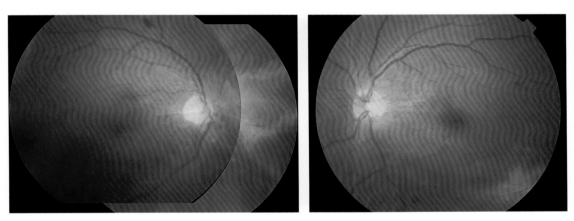

图 3-1-59　图 3-1-57 患者治疗 2 个月后眼底彩像
治疗 2 个月后，双眼底活动病灶消退，病变区瘢痕形成，右眼鼻侧血管白线

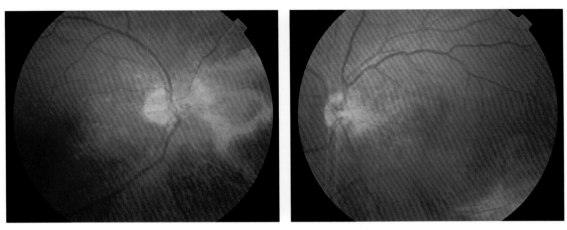

图 3-1-60　图 3-1-57 患者治疗 4 个月后眼底彩像
治疗 4 个月后，双眼底病灶瘢痕化，未见活动病变，左眼视盘颞侧膜状增生

半年后复诊：

主诉：右眼前黑影1周。

眼部检查：矫正视力右眼眼前手动，左眼1.0，眼压右眼7mmHg，左眼15mmHg，双眼前节（－）。眼底：右眼视网膜脱离，下方可见视网膜下线条及皱褶；左视网膜前膜（图3-1-61）。

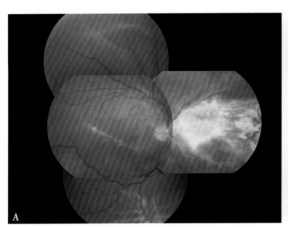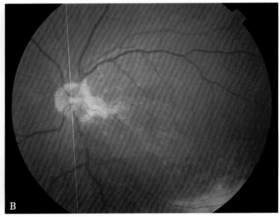

图3-1-61 图3-1-57患者半年后复查眼底彩像

A.右眼视盘界清，色可，鼻侧见黄白陈旧病灶，全视网膜脱离，下方可见视网膜下线条及视网膜皱褶；B.左眼视盘颞侧黄白增殖膜增厚，颞下见陈旧病灶

病例18

患者男，52岁。

主诉：右眼视力下降3个月，左眼视力下降1个月。

病史：发现HIV抗体阳性4年，ART 2年，因耐药换药2个月。发现双眼CMVR 2个月（2个月前外院彩像示：右鼻上方CMVR；左黄斑颞侧周边，左鼻侧周边见2处CMVR病灶）。

眼部检查：矫正视力右眼0.8，左眼0.6，眼压正常，双角膜清，前房可，KP（＋），房水闪辉（＋），瞳孔圆，晶状体轻混，双玻璃体混，眼底模糊可见右鼻侧大片病灶，左颞侧鼻侧大片病灶（图3-1-62）。

辅助检查：CD4[+]T淋巴细胞计数19cells/μL；眼内液检测：右眼CMV-DNA载量7.76×10⁴/mL，左眼CMV-DNA载量2.52×10⁴/mL。

诊断：①双眼巨细胞病毒性视网膜炎；②双眼玻璃体混浊；③获得性免疫缺陷综合征。

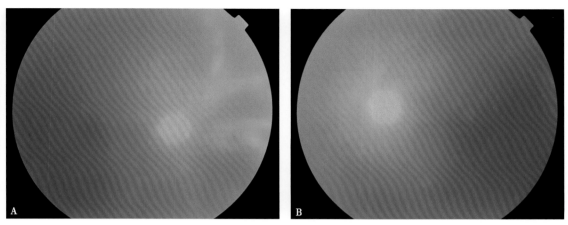

图 3-1-62　AIDS 合并 CMVR 患者病情演变眼底彩像
双眼玻璃体混,眼底模糊可见右鼻侧大片病灶,左颞侧鼻侧大片病灶

治疗:全身局部抗 CMV 治疗。

治疗 4 周后,眼内液检测:双眼 CMV-DNA(－)。眼底表现如图 3-1-63。

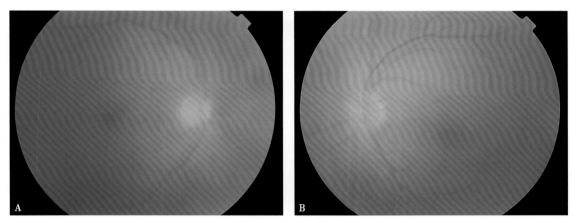

图 3-1-63　图 3-1-62 患者治疗 4 周后眼底彩像
玻璃体混浊明显减轻,双眼底未见活动病灶

2 个月后复诊:

主诉:右眼视物模糊 3 天。

眼部检查:矫正视力右眼 0.2,左眼 1.2,眼压双眼 14mmHg,双眼角膜清,前房深,瞳孔圆,晶状体混。眼底:右眼 7 点至 2 点位视网膜隆起(图 3-1-64)。

辅助检查:CD4$^+$T 淋巴细胞计数 19cells/μL。

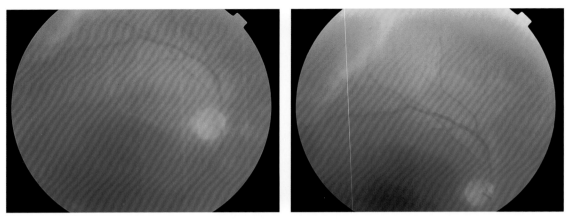

图 3-1-64　图 3-1-62 患者治疗 4 周后，再于 2 个月后复诊眼底彩像
右眼玻璃体混，视盘界清，色可，颞上方视网膜脱离

患者因身体虚弱，未行手术。

半年后复诊：

眼科检查：矫正视力右眼 0.05，左眼 0.2，眼压正常，双角膜清，前房可，瞳孔圆，晶状体混，双玻璃体混浊，右视网膜脱离，颞侧裂孔，左眼未见视网膜脱离（图 3-1-65）。

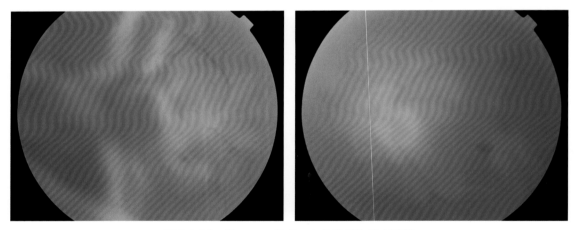

图 3-1-65　图 3-1-62 患者 6 个月后复诊眼底彩像
双眼玻璃体混，右眼全视网膜脱离呈宽漏斗样；左视盘界清，色可，视网膜平

辅助检查：CD4[+]T 淋巴细胞计数 117cells/μL。

治疗：ART，右眼行晶状体玻璃体切除硅油填充手术。

右眼晶状体玻璃体切除术后 1 周复诊：

眼科检查：矫正视力右眼指数 /33cm，左眼 0.2。眼压正常，右切口对合好，无渗漏，角膜轻混，见血性沉着物，前房可，瞳孔欠圆，无晶状体，网膜平。左角膜清，前房可，瞳孔圆，晶状体混，玻璃体混浊，眼底不清（图 3-1-66）。OCT 示黄斑水肿。

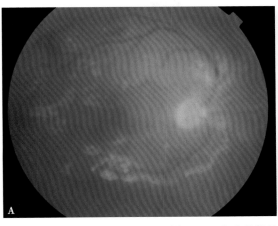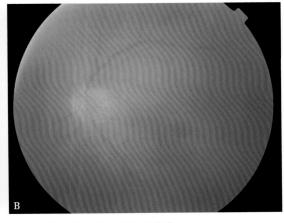

图 3-1-66 图 3-1-62 患者晶状体玻璃体切除术后 1 周复诊眼底彩像

A. 右眼视盘界清,色可,网膜平,后极部见硅油反光;B. 左视盘界清,色可,视网膜平

右眼晶状体玻璃体切除术后 3 个月,左眼前黑影遮挡半个月复诊。

眼科检查:矫正视力右眼 0.1,左眼 0.12,眼压右眼 10mmHg,左眼 12mmHg。双眼结膜轻度充血,角膜清,右 KP(+),瞳孔圆,散瞳后直径 4mm,晶状体后囊混,网膜平。左角膜清,前房可,瞳孔圆,晶状体轻混,玻璃体混,后极部视网膜前膜,视网膜脱离(图 3-1-67)。

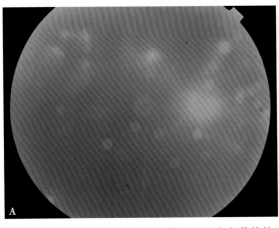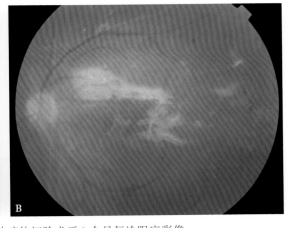

图 3-1-67 图 3-1-62 患者晶状体玻璃体切除术后 3 个月复诊眼底彩像

A. 右眼底模糊可见视盘界清,视网膜平;B. 左眼玻璃体混浊减轻,视盘界清,色可,后极部视网膜前膜,鼻侧及下方周边视网膜脱离

治疗:ART,左眼行玻璃体切除硅油填充手术。

右眼晶状体玻切硅油填充术后 3 个月,左眼玻切硅油填充术后 2 周复诊:

眼科检查:矫正视力右眼 0.1,左眼 0.6,双眼结膜轻度充血,角膜清,前房可,瞳孔圆,右眼无晶状体,囊膜混,左眼晶状体混,双硅油存留,左眼黄斑前膜、水肿(图 3-1-68)。

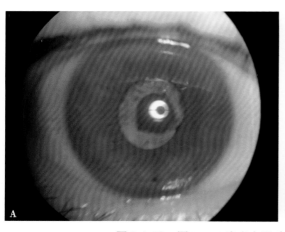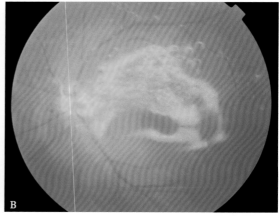

图 3-1-68　图 3-1-62 患者左眼玻璃体切除术后 2 周复诊眼底彩像
A. 右眼前节像,角膜清,瞳孔圆,无晶状体,囊膜混;B. 左视盘界清,色可,视网膜平,后极部见前膜及硅油反光

提示: CMVR 继发的视网膜脱离预后差。

病例 19

患者男,45 岁。

主诉:双眼视力下降 2～3 年,右眼视物不见 1 年,左眼 1 个月。

病史:发现 HIV 抗体阳性 7 年,ART 3 年,CMVR 3 年。最低 CD4$^+$T 淋巴细胞计数 6 cells/μL。

眼部检查:矫正视力右眼眼前手动,左眼 0.02。双角膜清,KP(+),前房中深,房水闪辉(±),瞳孔圆,晶状体轻度混浊。右眼底模糊,可见视网膜全脱离,后极部见视网膜皱褶(图 3-1-69A),上方及鼻侧周边可见大片陈旧病灶及色素沉着。左眼视盘界清,色可,颞侧视网膜全脱离累及黄斑(图 3-1-69B),颞上下方周边可见大片陈旧病灶。

辅助检查:CD4$^+$T 淋巴细胞计数 201cells/μL。

诊断:①双眼视网膜脱离;②双眼陈旧巨细胞病毒性视网膜炎;③获得性免疫缺陷综合征。

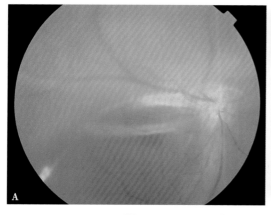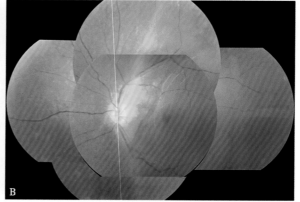

图 3-1-69　AIDS 合并 CMVR 继发性视网膜脱离患者眼底彩像
A. 右眼视网膜全脱离,后极部见视网膜皱褶;B. 左颞侧视网膜脱离,累及黄斑

（2）CMVR 继发视网膜脱离眼底彩像（图 3-1-70～图 3-1-72）

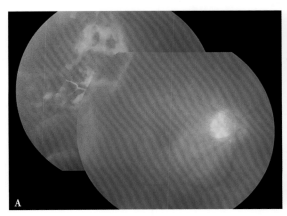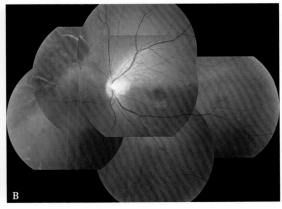

图 3-1-70　AIDS 合并 CMVR 继发视网膜脱离患者眼底彩像
A. 右眼 CMVR 后视网膜脱离；B. 左眼 CMVR 后视网膜脱离

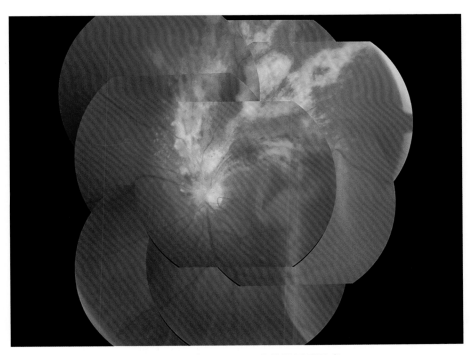

图 3-1-71　左眼 CMVR 合并视网膜脱离
左眼视盘上方 CMVR，颞侧视网膜脱离，累及黄斑

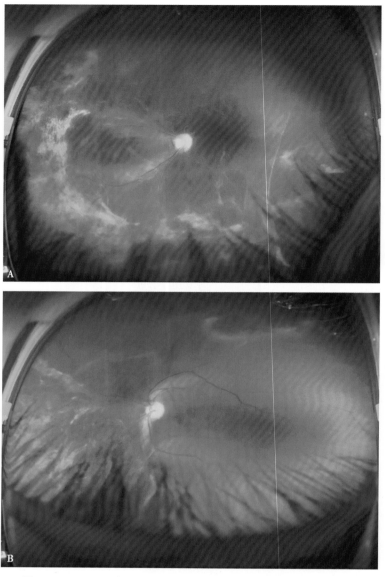

图 3-1-72　AIDS 合并 CMVR 继发视网膜脱离双眼超广角眼底像
A. 右眼视盘色淡，颞侧及下方见大片陈旧病灶，全视网膜脱离；B. 左眼视盘色略淡，鼻侧见大片陈旧病灶，全视网膜脱离

提示：CMVR 后的视网膜脱离多发生在抗 CMV 治疗后数周到数月；多为孔源性脱离，发生在周边视网膜炎愈合后的萎缩区内，常为多发裂孔。

（孙挥宇　陶　勇　鲁　丹）

5. 自然转归　CMVR 的发生与 AIDS 患者的免疫状态直接相关,对于免疫功能持续低下的患者,即使抗 CMV 治疗后 CMVR 病灶控制,不再继续进展,仍需要持续抗 CMV 治疗,而对于免疫功能恢复正常的患者即使不行抗 CMV 治疗,患者的 CMVR 也不再继续进展。部分幸运的 CMVR 患者不曾抗 CMV 治疗,ART 后病情控制(图 3-1-82);但对于更多的 CMVR 患者来说,抗 CMV 治疗是必须的(图 3-1-73～图 3-1-81)。

病例 20

患者男,42 岁。

主诉:右眼前黑影飘 1 周。

眼部检查:矫正视力右眼 1.0,左眼 1.0,双眼前节未见异常。右眼中周部见大片黄白色视网膜渗出坏死灶,左眼底未见异常(图 3-1-73)。

辅助检查:HIV 抗体阳性,CD4$^+$T 淋巴细胞计数 4cells/μL。

感染科会诊后收住院。

诊断:①右眼 CMVR;②获得性免疫缺陷综合征;③肺感染;④肠炎;⑤重度贫血。

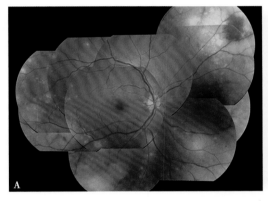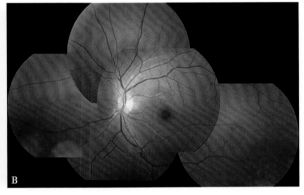

图 3-1-73　AIDS 合并 CMVR 自然转归眼底彩像
A. 初诊时,右眼中周部见大片黄白色视网膜渗出坏死灶;B. 左眼未见异常

治疗:抗感染,营养支持增强免疫力治疗。患者全身情况差,无法耐受更昔洛韦和膦甲酸钠治疗。因患者视力尚好,拒绝接受玻璃体腔注药。

19 天后再次会诊:

右眼突然视力下降至 0.1,眼部检查,前节(-),眼底出现孔源性视网膜脱离(图 3-1-74)。左眼(-)。

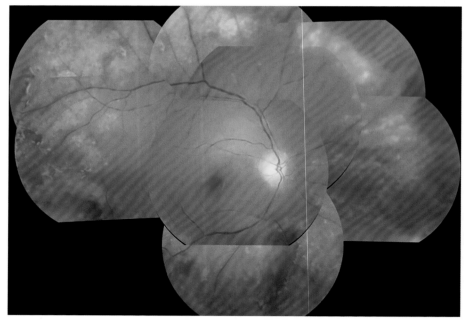

图 3-1-74　图 3-1-73 患者 19 天后会诊时眼底彩像
右眼底病灶范围较前明显增大，视网膜脱离，鼻侧周边部大片视网膜裂孔

　　患者回当地予 ART，初用药 1 周后，因严重呕吐等不良反应，停用 ART，1 个月后换药再次行 ART。患者 2 个月后再次复诊时，视力：右眼光感，左眼光感。双角膜后见色素性及灰白色 KP，前房中深，瞳孔圆，双眼玻璃体混浊，右眼重，双视网膜全脱离（图 3-1-75）。CD4$^+$T 淋巴细胞计数：87cells/μL。患者 3 个月后复诊眼底彩像见图 3-1-76。

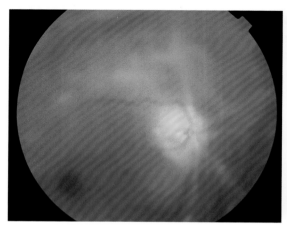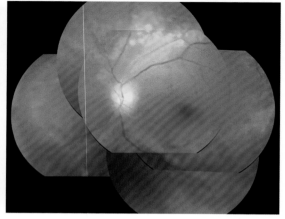

图 3-1-75　图 3-1-73 患者 2 个月后眼底彩像
2 个月后，双眼玻璃体混浊，右眼重，双视网膜全脱离

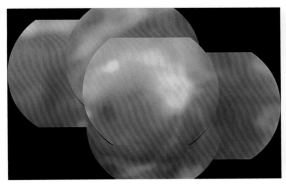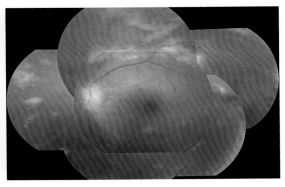

图 3-1-76　图 3-1-73 患者 3 个月后眼底彩像
3 个月后，双眼玻璃体混浊，右眼重，双视网膜全脱离

　　1 年后复诊，双眼无光感，双角膜后细小色素及灰白 KP，前房略浅，房水闪辉（±），瞳孔圆，左眼部分虹膜后粘连，晶状体皮质混浊（图 3-1-77），眼底不清。CD4[+]T 淋巴细胞计数：328cells/μL。患者 2 年后复诊眼底彩像见图 3-1-78。

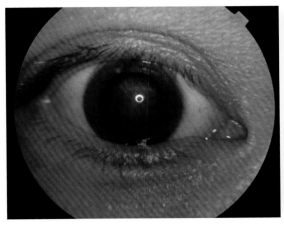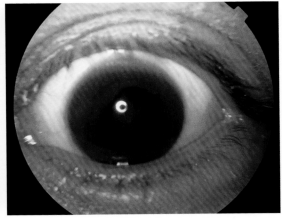

图 3-1-77　图 3-1-73 患者 1 年后眼表像
1 年后，双角膜后细小色素及灰白 KP，前房略浅，左部分虹膜后粘连，晶状体混浊，眼底不清

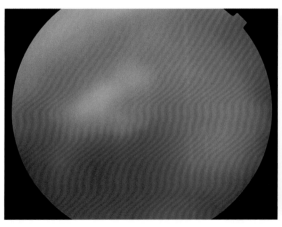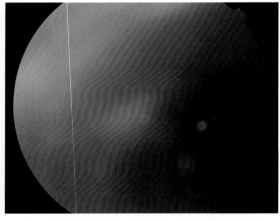

图 3-1-78 图 3-1-73 患者 2 年后眼底彩像

2 年后,双眼无光感,双角膜后细小色素及灰白 KP,前房明显变浅,房水闪辉(±),虹膜后粘连,瞳孔不能散大,晶状体白色混浊,眼底不入

该病例演绎了晚期 AIDS 患者,机体免疫力丧失,伴随眼及全身各种并发症的情况下,未能及时进行眼部治疗,最终丧失视力的过程。在现实生活中,还有很多的患者未能去眼科就诊,一经发现就是盲。

提示:CMVR 进展快,对视力威胁大,建议及时抗 CMV 治疗;对于不能全身应用抗 CMV 治疗的患者,尽量劝患者行玻璃体腔注射。

病例 21

因误诊未行抗 CMV 治疗,确诊时双眼视网膜脱离,CD4$^+$T 淋巴细胞计数:112cells/μL,患者未接受抗 CMV 治疗。2 年后复诊,视力:双眼均无光感,左侧混合充血,双角膜尚清亮,前房浅Ⅱ°,房水闪辉(±),虹膜前后粘连,晶状体全混(图 3-1-79)。

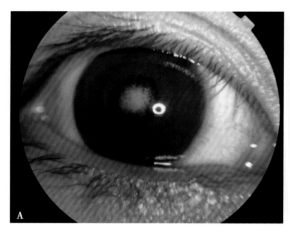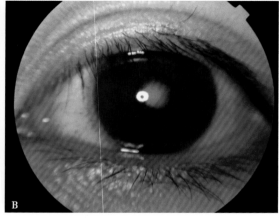

图 3-1-79 双眼继发白内障

A 为右眼,B 为左眼,左眼混合充血,双角膜尚清亮,前房浅Ⅱ°,房水闪辉(±),虹膜前后粘连,晶状体全混

病例 22

主诉：左眼视力下降 1 个月。

眼部检查：矫正视力右眼 1.0，左眼光感，双眼前节（−），眼底见图 3-1-80。

辅助检查：HIV 抗体（+），CD4⁺T 淋巴细胞计数 3cells/μL。

诊断：①双眼巨细胞病毒性视网膜炎；②获得性免疫缺陷综合征。

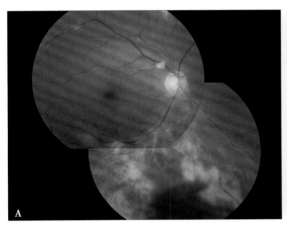
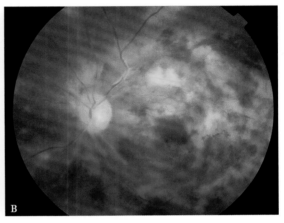

图 3-1-80　AIDS 合并 CMVR 眼底彩像

A. 右眼颞上方见多个棉绒斑，右眼下方视网膜见大片黄白病灶及点片状出血，颞下及鼻下静脉见血管鞘；B. 左眼后极部视网膜水肿见大片黄白渗出坏死灶，夹杂点片状出血，上方及鼻下方血管鞘，颞下方血管白线

治疗：因经济原因全身未行抗 CMV 治疗，仅在初诊时行玻璃体腔注射更昔洛韦 4mg 1 次。

2 年后复诊，双眼无光感，双混合充血，双角膜混，右眼鼻下方角膜 3～6 点处巩膜葡萄肿，双角膜缘血管翳，右眼周边角膜处可见虹膜前粘连，余处双眼内结构不清（图 3-1-81）。

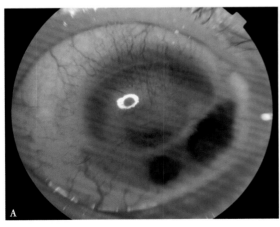
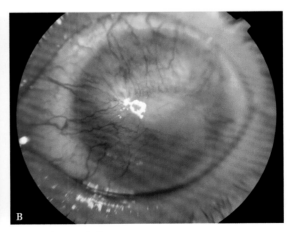

图 3-1-81　图 3-1-80 患者 2 年后眼表像

A、B. 2 年后，双眼混合充血，双角膜混，右眼（A）鼻下方角膜 3～6 点处巩膜葡萄肿，双角膜缘血管翳，右眼（A）周边角膜处可见虹膜前粘连，余处双眼内结构不清

提示： 未经治疗的CMVR会随着病情的加重，累及整个眼球，引起白内障、前葡萄膜炎、角膜炎、角膜新生血管翳、巩膜融解等，不仅影响视力，还会影响外观。

病例23

患者男，35岁。

眼科检查时发现左眼陈旧CMVR（图3-1-82）。

HIV抗体阳性5年，ART 5年。CD4$^+$T淋巴细胞计数：321cells/μL。

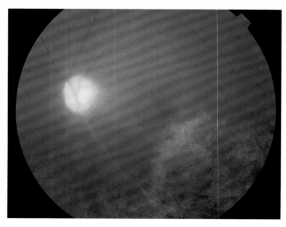

图3-1-82　左眼陈旧CMVR
左眼颞下方陈旧CMVR病灶

提示： CMVR的预后与病灶部位、范围、抗CMV治疗与否、治疗的时间、ART与否、ART后机体免疫功能恢复的情况有着密切的关系。未抗CMV治疗的患者，病变得以控制，与患者发病的部位在周边、范围小，且ART后免疫功能的快速恢复有关。

在机体免疫力低下的情况下，未经ART和抗CMV的患者暴露在CMV下，眼部病变持续进展，由全视网膜炎发展至视网膜脱离，再发展至视力丧失，进展迅速。即使是在ART后，患者的眼部炎症仍然进展，由后节的视网膜炎发展至全葡萄膜炎，再发展到前节的白内障、角膜炎、角膜血管翳，最终，严重者不只双眼失明，且失去正常眼球的外观，令医者和患者胆战心惊。因此，对于AIDS合并CMVR的患者，即便有未经抗CMV治疗保存了有用视力的患者，仍应积极抗CMV治疗，对于位于后极部的，病灶范围大的患者，建议全身局部联合用药抗CMV治疗。

（孙挥宇　赵红心）

6. CMVR诊疗中的注意事项　CMVR是艾滋病患者常见的感染性眼病，是可防控可治疗的疾病，但在我国很多患者因该病造成视力不同程度的损害，甚至双眼失明，这需要我们关注几个问题。

（1）漏诊误诊：CMVR 早期可无症状，需要眼部检查才能发现病变（图3-1-83，图3-1-84）。建议对 CD4$^+$T 淋巴细胞计数 <200cells/μL 的患者，一经发现病变即行散瞳间接检眼镜检查。眼底表现不典型的病例，需做眼内液检测以明确诊断。

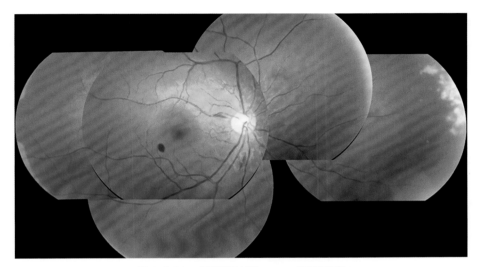

图 3-1-83　早期颗粒型 CMVR 眼底彩像
CMVR 病变在视网膜周边部，患者无症状，常规散瞳间接检眼镜发现病变

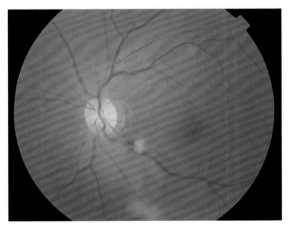

图 3-1-84　早期 CMVR 眼底彩像
左视盘颞下 1DD 血管弓旁黄白渗出及小片出血

提示：早期 CMVR 表现不典型，可无症状，眼部检查发现，需与 HIV 微血管病变鉴别，可行眼内液 CMV-PCR 检测，眼内液检测高度敏感，但病变小仍可能发生假阴性，因此检测阴性者，仍需继续观察其病情变化 2～4 周，以明确诊断。

（2）明确诊断后，规范治疗，达到停药标准后方可停维持用药。

CMVR 的诊断明确后，按照指南要求，根据患者的情况选择规范治疗方案，CMVR 控制后，按照要求维持治疗 3～6 个月，ART 后 CD4$^+$T 淋巴细胞计数 >100cells/μL 方可停药。停药后仍要按要求定期复查。

病例 24

患者男，43 岁。

主诉：右眼视物模糊近 2 个月。

病史：2 个月前右眼视物模糊，于当地医院诊断为黄斑病变，治疗无改善入院。否认全身病史。

眼部检查：矫正视力右 0.2，左 1.0，右眼角膜清，前房深，瞳孔圆，晶状体清。散瞳眼底：右眼后极部可见大片黄白色病灶。左眼视盘鼻下方见小片黄白病灶（图 3-1-85）。

辅助检查：HIV 抗体（+），CD4$^+$T 淋巴细胞计数 202cells/μL。

诊断：①右眼巨细胞病毒性视网膜炎；②获得性免疫缺陷综合征。

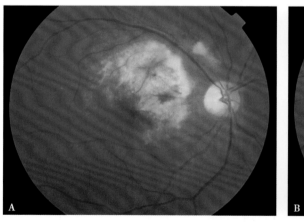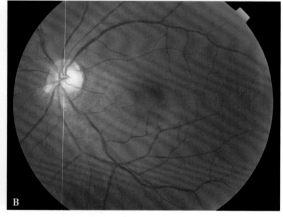

图 3-1-85　AIDS 合并 CMVR 患者病情演变眼底彩像

A. 右视盘界清，黄斑区上方及鼻侧见约 5DD 大小不规则黄白病灶，伴有小点片状出血，周边见黄白点状颗粒病灶，呈卫星灶样分布，视盘颞上方小片黄白色病灶；B. 左眼视盘鼻下方见小片黄白病灶

治疗：①感染科会诊，全身检查；②右眼玻璃体腔更昔洛韦注射＋膦甲酸钠全身治疗。

治疗 2 周后，患者自觉病情较前明显好转。查：右眼矫正视力 0.6，左眼矫正视力 1.0，眼前节（－）；眼底如图 3-1-86 所示。

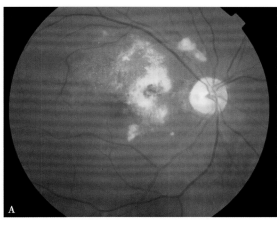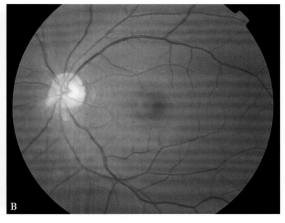

图 3-1-86　图 3-1-85 患者治疗 2 周后眼底彩像

A. 右眼视盘界清,黄斑区上方及鼻侧病灶较前明显变小,渗出减少,病灶边缘卫星灶消退;B. 左眼视盘鼻下方见小片黄白病灶较前变浅

此后,患者未再复诊。停药 6 周后,患者因右眼视物不见再次来诊,诉因生意原因,未能按要求用药及复诊。2 周前行 ART。

眼科检查:右眼矫正视力光感,左眼矫正视力 1.0。右角膜清,见细小灰色 KP,前房中深,瞳孔圆,晶状体清;左眼前节(-)。眼底如图 3-1-87 所示。

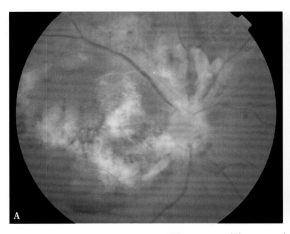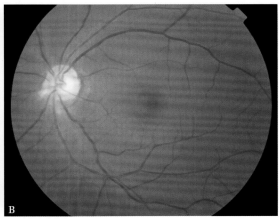

图 3-1-87　图 3-1-85 患者停药 6 周后眼底彩像

A. 右视盘边界不清,盘周水肿,见黄白病灶及点片状出血,上方及颞侧视网膜见大片黄白病灶,伴有点片状出血,累及黄斑;B. 左眼同前

全身加局部抗 CMV 治疗 2 周后,眼科检查:右眼矫正视力光感,左眼矫正视力 1.0。右眼角膜清,见细小灰色 KP,前房中深,瞳孔圆,晶状体清;左眼同前(图 3-1-88)。

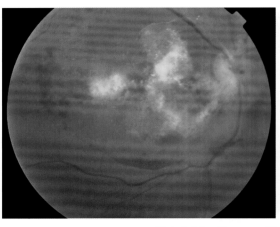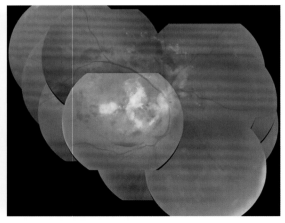

图 3-1-88 图 3-1-85 患者再治疗 2 周后眼底彩像

右视盘边界较前清,色淡,盘周水肿减轻,黄白病灶及出血明显减少,上方及颞侧视网膜病灶变薄,范围减小,部分病变被色素替代瘢痕化,出血减少,黄斑仍可见红黄病灶及色素

全身加局部抗 CMV 治疗 3 周后,眼科检查:右眼矫正视力光感,左眼矫正视力 1.0,右眼角膜清,见细小灰色 KP,前房中深,瞳孔圆,晶状体清;左眼同前(图 3-1-89)。

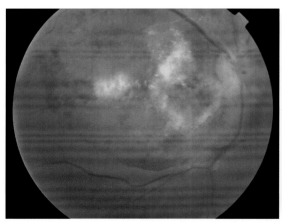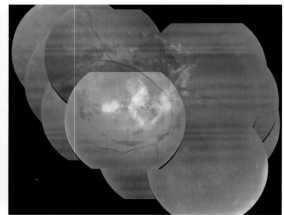

图 3-1-89 图 3-1-85 患者再治疗 3 周后眼底彩像

右眼视盘边界较前清,色淡,盘周水肿减轻,黄白病灶及出血明显减少,上方及颞侧视网膜病灶均较前减轻

全身加局部抗 CMV 治疗 1 个月后:

眼科检查:右眼矫正视力光感,左眼矫正视力 1.0,右角膜清,见细小灰色 KP,前房中深,瞳孔圆,晶状体清;左眼同前。右眼眼底彩像见图 3-1-90。

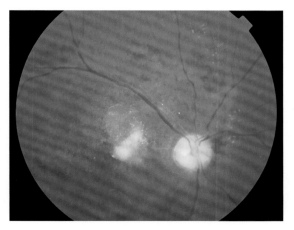

图 3-1-90 图 3-1-85 患者再治疗 4 周后眼底彩像
右视盘边界清,色淡,盘周水肿消退,黄白病灶及出血
吸收,上方及颞侧视网膜病灶大部分消退瘢痕化,黄斑
区仍遗留黄白病灶

抗 CMV 治疗 2 个月,ART 1 个月后:

眼部检查:右眼矫正视力光感,左眼矫正视力 1.0。右眼角膜清,见细小羊脂性 KP,前房中深,瞳孔圆,晶状体清;左眼前节(−)。眼底如图 3-1-91 所示。

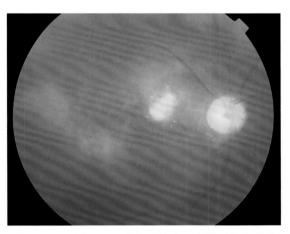

图 3-1-91 图 3-1-85 患者再治疗 2 个月后眼底彩像
右玻璃体混浊,视盘边界清,色淡,视网膜病灶消退瘢
痕化,黄斑区遗留黄白陈旧病灶

抗 CMV 治疗 3 个月,ART 2 个月后:

眼科检查:右眼矫正视力光感,左眼矫正视力 1.0。右眼角膜清,见羊脂性 KP,前房中深,瞳孔圆,晶状体清;左眼前节(−)。眼底如图 3-1-92 所示。

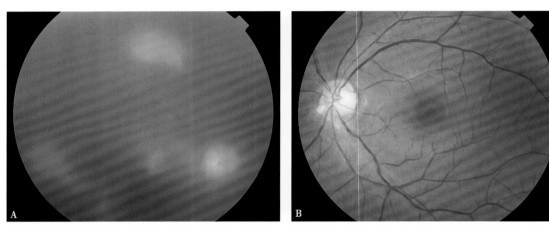

图 3-1-92　图 3-1-85 患者 ART 2 个月后眼底彩像

A. 右玻璃体混浊加重，隐见视盘，视网膜病灶消退瘢痕化，黄斑区遗留黄白陈旧病灶；B. 左眼同前

　　提示 1：免疫重建炎性反应的发生与 CMVR 病变的范围大小和程度轻重有明显关系，该患者停止治疗后 CMVR 病情明显加重，病变范围扩大，ART 后免疫炎性反应重，视力预后差。

　　提示 2：CMVR 多发生在 CD4⁺T 淋巴细胞计数 50cells/μL 以下的患者，但并不绝对，该例患者 ART 前 CD4⁺T 淋巴细胞计数 202cells/μL 即发生了 CMVR。

病例 25

　　患者男，40 岁。

　　主诉：左眼视物模糊 3 周。

　　病史：发现 HIV 抗体阳性 2 周。

　　眼部检查：矫正视力右眼 0.8，左眼 0.4，眼压右眼 12mmHg，左眼 12mmHg。右眼角膜清，KP（+），前房中深，房水闪辉（−），瞳孔圆，对光反应灵敏，晶状体轻混，左眼角膜清，KP（+），前房中深，房水闪辉（+），瞳孔圆，对光反应灵敏，晶状体轻混，玻璃体轻混，右眼视盘界清色可，右眼下方及左眼颞下视网膜可见大片黄白色病灶伴出血，累及左视盘（图 3-1-93）。

　　辅助检查：CD4⁺T 淋巴细胞计数 7cells/μL。

　　诊断：①双眼巨细胞病毒性视网膜炎；②获得性免疫缺陷综合征。

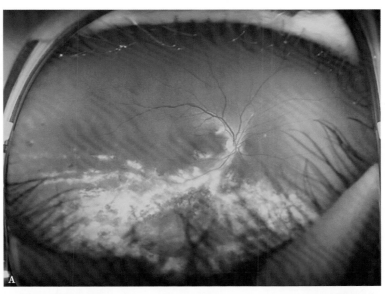

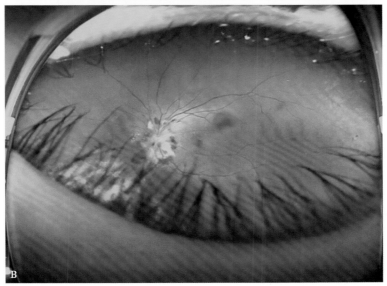

图 3-1-93　AIDS 合并 CMVR 患者病情演变超广角眼底像
A. 右眼视盘界清色可，下方大片黄白渗出坏死灶伴点片状出血；B. 左眼
视盘及盘周被黄白病灶及出血包绕，鼻下方视网膜见约 10DD 大小黄白色
病灶伴出血

治疗：全身局部抗 CMV 治疗。

治疗 10 天后，矫正视力右眼 0.8，左眼 0.5，眼压正常。双眼角膜清，前房中深，房水闪辉（－），瞳孔圆，对光反应灵敏，晶状体轻混。眼底表现见图 3-1-94。

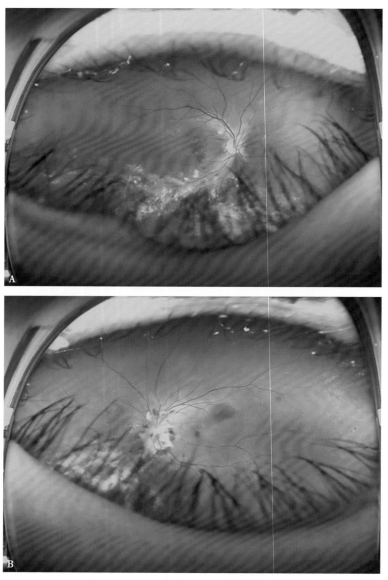

图 3-1-94 图 3-1-93 患者抗 CMV 治疗 10 天后超广角眼底彩像
A. 右眼视盘界清色可,下方黄白病灶明显减少减轻,出血减少;B. 左眼视
盘及盘周病灶较前局限,鼻下方视网膜病灶及出血减轻

病情变化:患者全身突然病情加重,出现发热及肾功能不全,考虑药物性肾损伤,停全身抗病毒药及玻璃体腔注药。1 个月后全身病情好转,再次眼科会诊。

眼部检查:矫正视力右眼 0.1,左眼 0.1,眼压右眼 12mmHg,左眼 14mmHg。右眼角膜清,KP(+),前房中深,房水闪辉(-),瞳孔圆,对光反应灵敏,晶状体轻混,左眼角膜清,KP(+),前房中深,房水闪辉(+),瞳孔圆,对光反应灵敏,晶状体轻混,玻璃体轻混,眼底如图 3-1-95 所示。

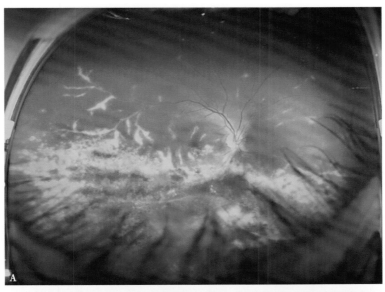

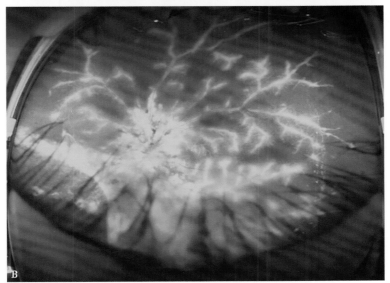

图 3-1-95　图 3-1-93 患者停药 1 个月后眼底彩像
A．右眼视盘色淡，下方大片黄白渗出坏死灶，中周部见大片色素沉着，颞侧、鼻侧中周部及黄斑区血管呈霜枝样；B．左眼视盘及盘周水肿，被浓厚黄白病灶包绕，其间夹杂小片状出血，视网膜血管均呈霜枝样改变，累及黄斑，鼻下周边见弧形色素沉着区

治疗：玻璃体腔更昔洛韦注射。1 周后眼底如图 3-1-96 所示。

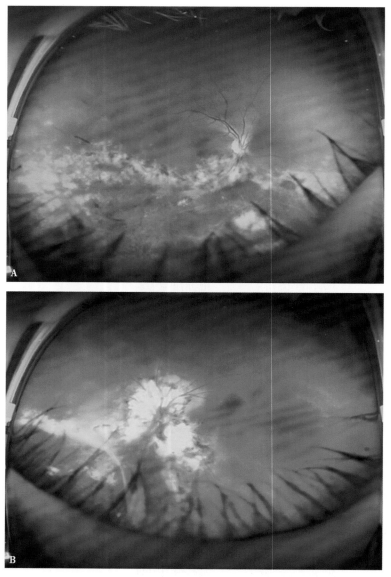

图 3-1-96 图 3-1-93 患者再治疗 1 周后超广角眼底彩像
A. 右眼视盘界清，色淡，视网膜血管霜枝消退，下方病灶较前明显减轻；
B. 左眼视盘及盘周病变减轻，视网膜血管霜枝消退，视网膜黄白病灶明显减少

再次治疗 2 周后如图 3-1-97。

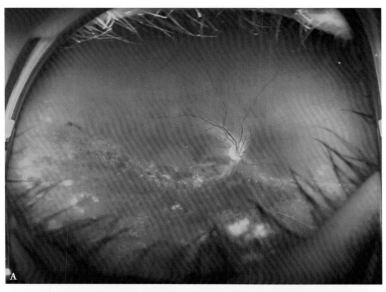

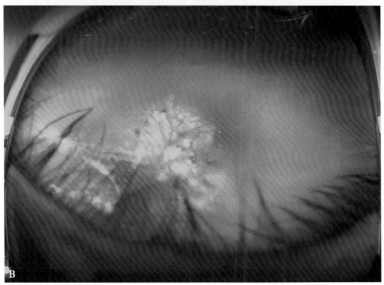

图 3-1-97　图 3-1-93 患者再治疗 2 周后超广角眼底彩像

A. 右眼视盘边界清，色淡，下方黄白病灶大部分消退，渐被色素取代；
B. 左眼视盘及盘周病灶变薄局限，隐见视盘

治疗 1 个月后，眼部检查：矫正视力右眼 0.3，左眼 0.1。眼压正常，双角膜清，前房中深，瞳孔圆，晶状体轻混。眼底如图 3-1-98。

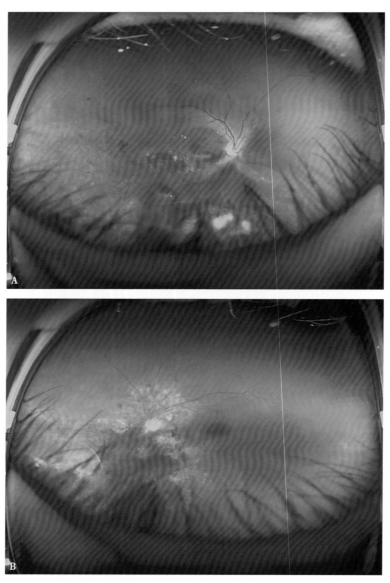

图 3-1-98 图 3-1-93 患者再治疗 1 个月后超广角眼底彩像

A. 右眼视盘色淡，下方黄白病灶大部分消退，渐被色素取代，出血减少；

B. 左视盘色淡，盘周病变明显减轻，出血渗出减少；鼻下方视网膜色素沉着

提示：抗 CMV 治疗至少 3～6 个月，无活动性眼底病变，且 ART 后 CD4[+]T 淋巴细胞增长至 100cells/μL 以上并持续 3～6 个月，可考虑全身停止抗 CMV 治疗。

附：AIDS 合并 CMVR 的停抗 CMV 药的标准

抗 CMV 治疗至少 3～6 个月，无活动性眼底病变，且 ART 后 CD4[+]T 淋巴细胞增长至 100cells/μL 以上并持续 3～6 个月，可考虑全身停止抗 CMV 治疗。

建议：已接受 ART 治疗 HIV 的患者如果符合以下所有条件，应停止抗 CMV 维持治疗。

- 视网膜炎静止；
- 病变已接受了至少 3 个月的抗 CMV 治疗；
- HIV 病毒载量受到抑制；
- CD4$^+$T 细胞计数≥100cells/μL 至少 3 个月；

CD4$^+$T 淋巴细胞计数降至 100cells/μL 以下时，应重新开始维持治疗。

（孙挥宇　陈耀凯）

（二）巨细胞病毒性前葡萄膜炎

CMV 还可以引起前葡萄膜炎，多发生在免疫力正常人群，炎症可以是局部 CMV 重新激活所致，也可以是巨噬细胞或树突状细胞活化的结果。

巨细胞病毒性前葡萄膜炎临床表现多样，根据 Chan NS 等的分类，包括以下三种主要表现：①急性复发性伴高眼压性前葡萄膜炎（青光眼睫状体炎综合征，图 3-1-99）；②慢性高眼压性前葡萄膜炎；③复发性或慢性虹膜睫状体炎，伴节段性虹膜萎缩的虹膜炎。

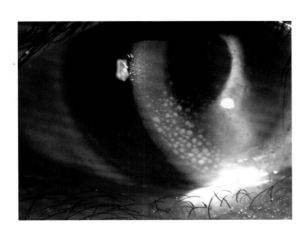

图 3-1-99　青光眼睫状体炎综合征眼前节像
表现为青光眼睫状体炎综合征的巨细胞病毒性前葡萄膜炎，角膜后见大量羊脂性 KP

（陶　勇　孙挥宇）

（三）巨细胞病毒感染的眼外表现

巨细胞病毒（CMV）感染的眼外表现包括：CMV 病毒血症、CMV 肺炎、CMV 相关性消化系统病、CMV 相关性神经系统病等。CMV 病毒血症在艾滋病患者中最为常见，大多无临床症状，少数可出现发热、乏力、肌痛和关节痛等临床表现。CMV 感染累及终末器官时，如眼部、肺部、消化系统及神经系统等，统称为巨细胞病毒病（CMVD），具有高致残性和高致死性的特点。

CMV 相关性消化系统病发病率仅次于 CMVR，包括结肠炎、食管炎、胃炎、小肠炎、肝炎等，其中结肠炎和食管炎相对常见。结肠炎主要表现为体重减轻、厌食、腹痛、腹泻、乏力及发热，出血和穿孔为其危及生命的严重并发症。食管炎表现为吞咽疼痛、恶心、发热、中上腹及胸骨后不适，常引起食管下括约肌多发性溃疡。CMV 相关性神经系统病临床表现多样，可出现痴呆、脑室脑炎或多发性神经根脊髓病，预后差。CMV 脑炎临床表现主要取决于病灶所累及的解剖位置,可表现为嗜睡、发热和意识模糊,亦可出现脑神经麻痹或眼球震颤等局灶神经体征,CMV 多发性神经根脊髓病则主要表现为以尿潴留和进行性双下肢肌力减退为特征的格林-巴利综合征。CMV 肺炎常为急性起病,临床症状和体征缺乏特异性,多为发热、干咳、胸闷、呼吸困难、活动后气促、低氧血症等。

CMV 感染常采用缬更昔洛韦、更昔洛韦或膦甲酸钠单药治疗,CMV 相关神经系统病多采用更昔洛韦联合膦甲酸钠双药治疗。西多福韦由于存在肾功能损害风险,仅在 CMV 耐药或者患者无法耐受缬更昔洛韦、更昔洛韦以及膦甲酸钠的情况下使用。

（陈耀凯　何小庆）

二、带状疱疹病毒感染

带状疱疹病毒感染是艾滋病患者常见机会感染之一,带状疱疹病毒所致眼部感染是艾滋病患者常见眼部机会感染之一,常见带状疱疹性角膜炎和疱疹性视网膜病变,是水痘-带状疱疹病毒(varicella-zoster virus,VZV)感染三叉神经眼支引起眼睑及眼球病变的疾病。

（一）带状疱疹性角膜炎

病例 1

患者男,42 岁。

主诉:左眼疼伴头疼 9 天,左侧额面部皮损 3 天。

病史:感冒后出现左眼疼痛,伴头痛,畏光,左眼角膜炎。既往 HIV 抗体阳性病史 3 年,不曾治疗。3 天前,左侧额面部出现大面积疱疹样皮损,伴头痛,诊断带状疱疹伴眼部并发症,左眼疱疹病毒性角膜炎。

查体:头痛,持续发热 38℃,最高可达 38.9℃。左额面部皮肤形成水疱,相连成片。

眼部检查:矫正视力右眼 1.0,左眼 0.5,右眼前后节未见异常。左眼睑肿胀(图 3-1-100)。左结膜轻度充血,角膜清,前房中深,瞳孔圆,光反射存在,晶状体清,眼底未见异常。

辅助检查:CD4$^+$T 淋巴细胞 126cells/μL。

诊断:①艾滋病;②带状疱疹感染,左眼带状疱疹性角膜炎;③病毒性脑膜炎;④口腔念珠菌感染。

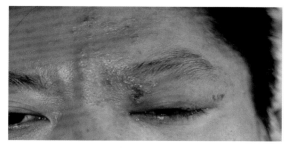

图 3-1-100　AIDS 合并带状疱疹性角膜炎患者病情变化外观像
左额面部皮肤形成水疱,相连成片,眼睑肿胀明显

住院治疗 1 个月出院（图 3-1-101）。

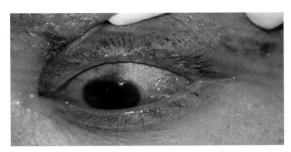

图 3-1-101　图 3-1-100 患者治疗 1 个月后眼部外观像
左眼睑轻度红肿，左眼混合充血，角膜清亮

患者出院后，左眼角膜炎反复发作，时轻时重。2 个月后复诊，右眼同前。左眼矫正视力 0.4，左混合充血，角膜知觉减退，角膜混，KP（+），前房可，房水闪辉（+），瞳孔圆，直径 5mm，对光反射消失，晶状体清（图 3-1-102），颜面外观见图 3-1-103。

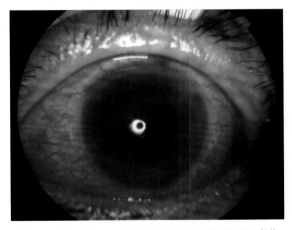

图 3-1-102　图 3-1-100 患者 2 个月后复查眼部彩像
左眼混合充血，角膜混，KP（+），前房可，房水闪辉（+），瞳孔圆，直径 5mm

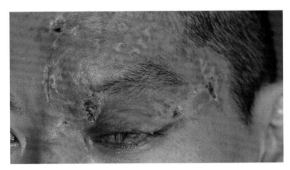

图 3-1-103　图 3-1-100 患者 2 个月后外观像
左侧额面部大片瘢痕形成，左眼上睑下垂，左眼混合充血，角膜混

7个月后复诊,左眼矫正视力0.4,混合充血,角膜知觉减退,角膜上皮大片缺损,KP(−),前房可,房水闪辉(−),瞳孔圆,直径5mm,对光反射消失,晶状体清(图3-1-104)。

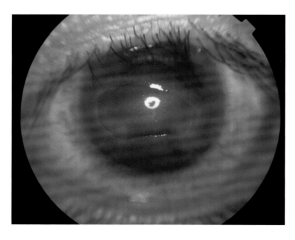

图3-1-104 图3-1-100患者7个月后眼表彩像 左眼混合充血,角膜上皮大片缺损,KP(−),前房可,瞳孔圆,直径5mm

20个月后复诊,左眼矫正视力0.02,左混合充血,角膜知觉减退,角膜上皮粗糙,新生血管长入,斑翳形成,KP(−),前房可,房水闪辉(−),瞳孔圆,直径5mm,对光反射消失,眼内不清(图3-1-105)。

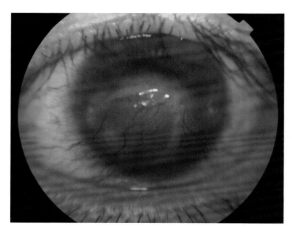

图3-1-105 图3-1-100患者20个月后眼表彩像 左眼混合充血,角膜上皮粗糙,新生血管长入,斑翳形成,KP(−),前房可,瞳孔圆,直径5mm,眼内不清

提示: 艾滋病患者合并的带状疱疹性角膜炎,常合并虹膜睫状体炎、角膜知觉减退、角膜的炎症,可累及上皮层、基质层和内皮层,治疗困难,反复发作,预后差。

艾滋病患者合并带状疱疹性角膜炎的特点:①年轻患者多,一般认为带状疱疹性眼病(herpes zoster ophthalmopathy,HZO)多发生于老年人,50~70岁为高发病组,而AIDS患者中的HZO常为年轻患者;②眼部并发症重,急性期表现为病变区皮肤大量密集的疱疹,少数有皮肤坏死,多有上睑下垂、角膜炎、角膜溃疡,部分为深部溃疡,合并重度葡萄膜炎、前房积脓,病情严重不容忽视;③视力损害严重,角膜瘢痕是引起视力下降的主要因素。AIDS患者发生HZO,其临床表现与传统的HZO相似,但症状重,病程迁延,治疗困难。

随着 AIDS 在全世界的流行，其眼部并发症也日益受到重视，带状疱疹性眼部病变不仅是 AIDS 的常见表现，也是其最早期表现之一。因此，对于年轻带状疱疹性眼部病变的患者要警惕 AIDS 的可能性。

（杨　涤　孙挥宇）

（二）急性视网膜坏死综合征

VZV 引起的疱疹性视网膜病变是艾滋病患者第二常见的机会性感染，常有两种类型：急性视网膜坏死（acute retinal necrosis，ARN）和进行性外层视网膜坏死（progressive outer retinal necrosis，PORN）。ARN 也可见于健康成人，在 AIDS 患者中，CD4$^+$T 淋巴细胞计数高的 ARN 患者预后较好。

ARN 的特点：①常双眼发生，进展迅速；②临床表现为中周部的视网膜坏死，以动脉闭塞为主的视网膜血管炎，伴玻璃体炎；③视力预后仍差。

病例 2

患者男，50 岁。

主诉：双眼视力下降 1 个月余，发现 HIV 抗体阳性 1 周。

病史：1 个月余前无明显诱因出现双眼视物模糊，视力进行性下降，未治疗。近 2 天出现眼痛。

眼科检查：矫正视力右眼指数 /33cm，左眼眼前手动，眼压右眼 10mmHg，左眼 9mmHg，双眼结膜轻充血，角膜清，KP（+），前房中深，房水闪辉（+++），双眼瞳孔中度散大，晶状体尚清。眼底：双眼玻璃体混浊，视盘界清，色可，眼底见图 3-1-106。

辅助检查：TPPA 阳性，TRUST 1∶4；HIV 病毒载量 246 330copies/mL；CD4$^+$T 淋巴细胞计数 124cells/μL；眼内液检测，右眼 VZV $1.22×10^4$/mL，左眼 VZV $2.75×10^4$/mL；EB 病毒 12.5/mL。

诊断：①双眼急性视网膜坏死；②获得性免疫缺陷综合征；③梅毒。

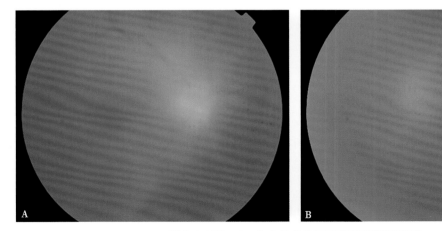

图 3-1-106　AIDS 合并急性视网膜坏死眼底彩像
双眼玻璃体混浊，左眼重，双眼隐见视盘，右眼鼻下方血管闭塞

病例 3

患者，女，28 岁。

主诉：左眼视物模糊 2 个月余，视物不见近 1 个月。

病史：曾在当地诊断为视网膜中央静脉阻塞（CRVO），予以扩血管治疗，1 个月前加用激素治疗。发现 HIV 阳性 1 个月余，ART 治疗 1 个月。

眼部检查：视力右眼 1.2，左眼无光感，左眼结膜轻充血，角膜后可见大量 KP，前房深，房水闪辉（+），瞳孔圆，晶状体前可见纤维渗出，虹膜后粘连。眼底如图 3-1-107 所示。

辅助检查：CD4$^+$T 淋巴细胞计数 184cells/μL，眼内液检测 VZV 载量 $4.5×10^4$/mL。

诊断：①左眼急性视网膜坏死；②获得性免疫缺陷综合征。

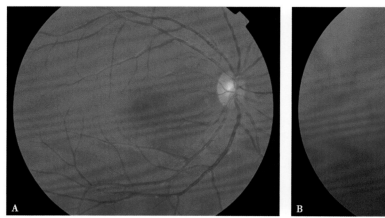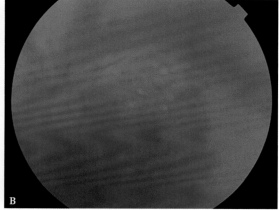

图 3-1-107　AIDS 合并急性视网膜坏死眼底彩像
A. 右眼底大致正常；B. 左眼玻璃体混浊，隐见盘周出血，上方、鼻侧血管旁及黄斑颞侧大片黄白病灶

提示：AIDS 合并 ARN 的表现不典型，易误诊。ARN 可以是 AIDS 患者的首发表现。

病例 4

患者女，26 岁。

主诉：右眼视力下降 1 个月。

病史：HIV 抗体阳性 5 年，不曾治疗。

眼部检查：矫正视力右眼前指数，左眼 1.0，右眼结膜无明显充血，角膜清，前房深，瞳孔圆，晶状体前囊可见轻度混浊，眼底：右眼玻璃体混浊较前减轻，可见颞上方白色病灶，视神经颜色苍白（图 3-1-108）。

辅助检查：右眼内液检测 VZV $4.13×10^4$/mL；CD4$^+$T 淋巴细胞计数 122cells/μL。

诊断：①右眼急性视网膜坏死；②获得性免疫缺陷综合征。

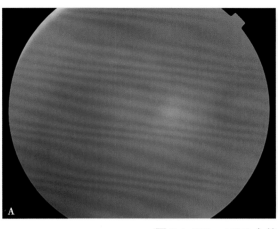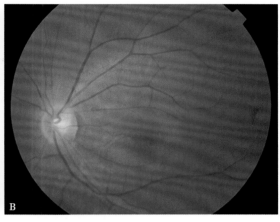

图 3-1-108 AIDS 合并急性视网膜坏死眼底彩像

A. 右眼玻璃体混浊，眼底不清，隐见颞上方中周部及颞下后极部黄白病灶伴有出血；B. 左眼视盘界清色可，未见活动病灶

　　治疗两周后，眼底如图 3-1-109。

　　治疗两个月后，眼底如图 3-1-110。

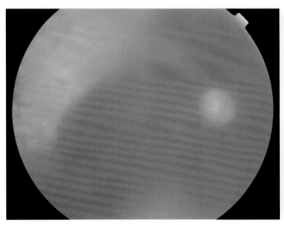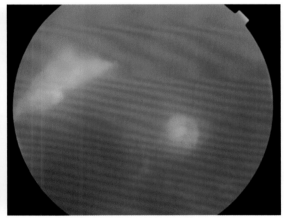

图 3-1-109 图 3-1-108 患者治疗 2 周后眼底彩像
玻璃体混浊较前减轻，视神经颜色苍白，血管细，颞上方血管白线，颞上方视网膜大片黄白色病灶

图 3-1-110 图 3-1-108 患者治疗 2 个月后眼底彩像
右眼玻璃体混浊较前减轻，视神经颜色苍白，血管变细，颞上方血管白线，颞上方病灶范围变小，境界清

　　提示：AIDS 合并 ARN 的表现不典型，易误诊，眼内液检测有助于明确诊断。

病例 5

患者男，25 岁。

主诉：左眼视力下降 1 个月，右眼视力下降 6 天。

病史：发现 HIV 抗体阳性 1 个月，ART 1 个月。

87

眼部检查：矫正视力右眼 0.02，左眼无光感；眼压右眼 10mmHg，左眼 11mmHg；双眼混合充血，角膜轻混，KP（+），房水闪辉（++++），右瞳孔圆，晶状体清；左瞳孔欠圆，虹膜后粘连，晶状体轻混。右眼玻璃体混浊，右眼视盘界清，色可，中周部见大片黄白坏死灶；左眼玻璃体积血混浊，隐见视盘及血管白线（图 3-1-111～图 3-1-113）。

辅助检查：B 超示左眼视网膜脱离。CD4$^+$T 淋巴细胞计数 20cells/μL。眼内液检测：VZV-DNA 右 4.6×10^6/mL；左 9.1×10^6/mL。

诊断：①双眼急性视网膜坏死；②获得性免疫缺陷综合征。

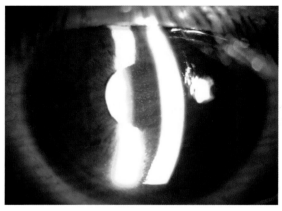

图 3-1-111　AIDS 合并双眼 ARN 患者病情演变右眼前节像
右混合充血，角膜轻混，KP（+），房水闪辉（++++），瞳孔圆，晶状体清

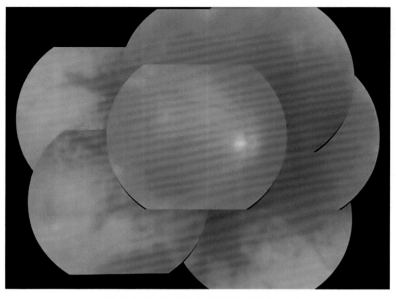

图 3-1-112　图 3-1-111 患者右眼底彩像
右眼玻璃体混浊，视盘界清，色可，中周部见大片黄白坏死灶

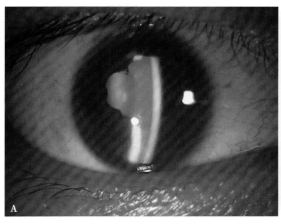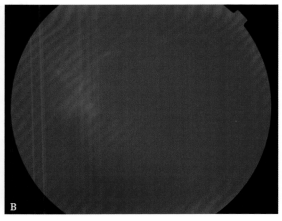

图 3-1-113　图 3-1-111 患者左眼前节及眼底彩像

A. 左眼前节像：左角膜轻混，KP（+），房水闪辉（+++），瞳孔欠圆，虹膜后粘连，晶状体轻混；B. 左眼底彩像：左眼玻璃体积血混浊，隐见视盘及血管白线

治疗：交代病情，说明预后差。

全身局部抗 VZV，激素，抗凝。

第 1 周，矫正视力右眼 0.04，左眼无光感。眼内液检测 VZV-DNA，右眼 2.1×10^6/mL，左眼 4.3×10^6/mL。

第 2 周，右眼视网膜脱离。

先后行双眼玻璃体切除视网膜复位硅油填充术。术后眼底如图 3-1-114。

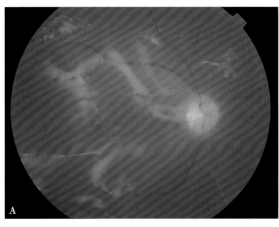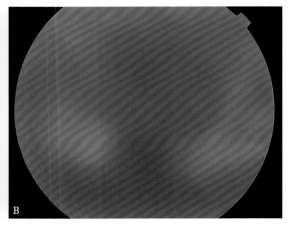

图 3-1-114　图 3-1-111 患者玻切术后眼底彩像

A. 右眼玻璃体切除视网膜复位硅油填充术后 2 周，矫正视力 0.02；B. 左眼玻璃体切除视网膜复位硅油填充术后 1 周，左眼无光感

提示：AIDS 合并 ARN 进展快，预后差。

病例6

患者男,25岁。

主诉:左眼视力下降7周,右眼视力下降6周,双眼视物不见5周。

病史:发现HIV抗体阳性2年,曾用药1周。

眼部检查:矫正视力右眼前手动,左眼0.01,眼压右眼16 mmHg,左眼19mmHg。双结膜轻度充血,角膜清,尘状KP(+),瞳孔圆,晶状体清,玻璃体混浊,眼底如图3-1-115。

辅助检查:CD4$^+$T淋巴细胞计数34cells/μL;眼内液检测VZV-DNA右$1.9×10^6$/mL,左$7.1×10^5$/mL。

诊断:①双眼急性视网膜坏死;②获得性免疫缺陷综合征。

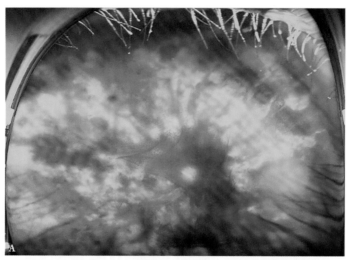

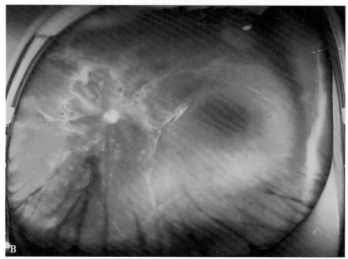

图3-1-115　AIDS合并双眼ARN患者双眼超广角眼底像

A. 右眼玻璃体混浊,视盘不清,见大片视网膜出血及坏死;B. 左眼玻璃体混浊,视盘界清,色淡,视网膜全脱离,仅后极部可见伴有黄白病灶及出血的视网膜,中周部大片视网膜坏死缺损

病例 7

患者男，43 岁。

主诉：左眼眼前黑影 4 个月，双眼视物模糊 3 个月。

病史：2 周前发现 HIV 抗体阳性，伴淋巴结结核及梅毒。更昔洛韦静脉滴注 10 天。

眼部检查：视力右眼前指数，左眼前手动，双眼角膜清，可见角膜后大量尘埃状 KP，前房深，房水闪辉（+），瞳孔大，晶状体轻混，眼底见图 3-1-116 所示。

辅助检查：HIV 病毒载量 176 782copies/mL，CD4$^+$T 淋巴细胞计数 4cells/μL。右眼 VZV-DNA 1.6×10^5/mL；左眼 VZV-DNA 3.2×10^5/mL。

诊断：①双眼急性视网膜坏死；②获得性免疫缺陷综合征；③梅毒；④淋巴结结核。

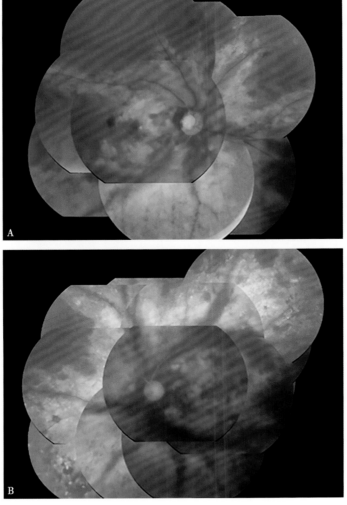

图 3-1-116　AIDS 合并双眼 ARN 患者眼底彩像

A．右眼盘周出血，以视盘为中心，沿血管分布，后极部大片黄白水肿坏死灶及出血，累及上方中部视网膜及下方周边视网膜；B．左眼视盘色苍白，视网膜动脉完全闭塞，后极部可见大量黄白色病灶及出血，累及周边视网膜

提示 1：AIDS 合并 ARN 的表现各异，葡萄膜炎轻重与患者的免疫力相关，免疫力低下患者的葡萄膜炎体征轻。该患者 CD4$^+$T 淋巴细胞计数：4cells/μL，后极部表现为"奶酪番茄酱"，需与 CMVR 相鉴别。

提示 2：除带状疱疹病毒外，单纯疱疹病毒、巨细胞病毒、EB 病毒也可以引起 ARN。

病例 8

患者男，39 岁。

主诉：双眼视力下降 1 周。

病史：发现 HIV 抗体阳性 2 年，ART 失败 1 年。

眼部检查：矫正视力右眼 0.1，左眼 0.02。双角膜清，KP（+），前房中深，房水闪辉（+++），瞳孔圆，晶状体清，玻璃体混浊，眼底如图 3-1-117。

辅助检查：CD4$^+$T 淋巴细胞计数 52cells/μL，眼内液检测，右眼 CMV-DNA 2.1×10^5/mL，左眼 CMV-DNA 4.3×10^5/mL。

诊断：①双眼急性视网膜坏死；②获得性免疫缺陷综合征。

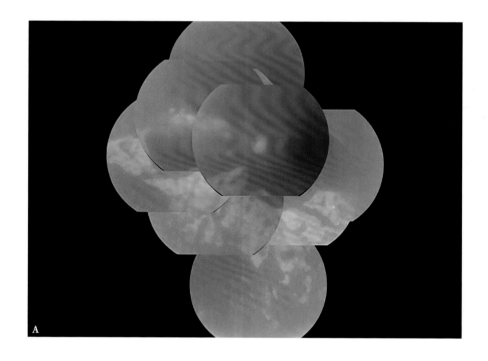

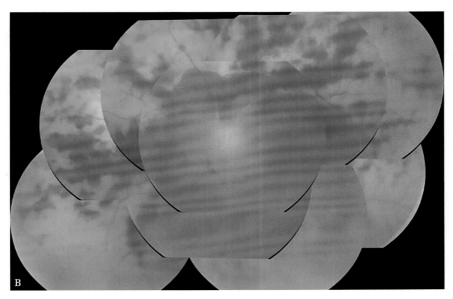

图 3-1-117　AIDS 合并 CMV 所致 ARN 眼底彩像
A. 右眼玻璃体混浊，后极部及下方中周部视网膜坏死，颞侧及下方视网膜血管闭塞；
B. 左眼玻璃体混浊，视盘色淡，视网膜血管闭塞，中周部视网膜坏死出血

（李　丹　刘彬彬　陶　勇）

（三）进行性外层视网膜坏死

病例 9

男，47 岁。

主诉：双眼突然视物不见 2 天。

病史：HIV 抗体（＋）4 个月，病毒载量 169 414copies/mL，CD4[+]T 淋巴细胞 4cells/μL，未行 ART。肺结核 1 年。

眼部检查：视力双眼无光感，双结膜轻度充血，角膜清，KP（－），前房可，房水闪辉（－），瞳孔圆，晶状体清，双视盘界欠清，双外层视网膜水肿混浊坏死，累及黄斑（图 3-1-118）。

辅助检查：HIV 病毒载量 708 704copies/mL，CD4[+]T 淋巴细胞 3cells/μL。房水检测：右眼 VZV-DNA 9.52×10^4/mL；左眼 VZV-DNA 3.7×10^5/mL。

诊断：①双眼进行性外层视网膜坏死；②获得性免疫缺陷综合征；③肺结核。

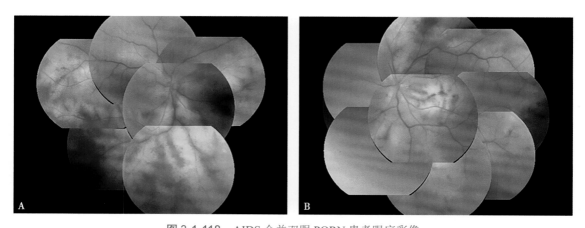

图 3-1-118　AIDS 合并双眼 PORN 患者眼底彩像

A. 右眼视盘边界欠清,颞侧、下方及鼻侧后极部中周部大片视网膜下黄白色水肿坏死灶,累及黄斑,伴少许点片状出血;B. 左眼视盘界欠清,后极部及上方大片视网膜下黄白水肿坏死灶,累及黄斑

膦甲酸钠治疗 1 周后(图 3-1-119)。

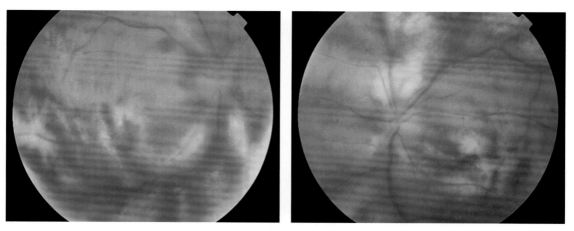

图 3-1-119　图 3-1-118 患者治疗 1 周后眼底彩像
双眼病变加重

1个月后眼底如图 3-1-120。

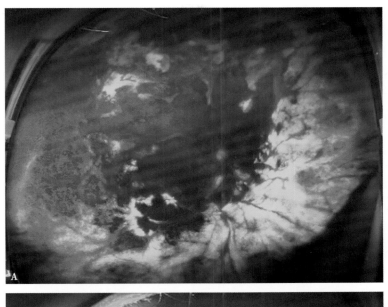

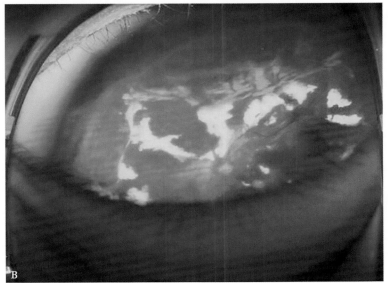

图 3-1-120 图 3-1-118 患者 1 个月后超广角眼底彩像

A. 右眼视盘色淡，颞侧大片色素沉着，上方、下方及鼻侧残留大片黄白病灶，未见正常视网膜；B. 左眼视盘色淡，视网膜全脱离，上方、下方及鼻侧残留大片黄白病灶，颞上方大片视网膜出血

提示：PORN 进展快，预后差，见于免疫力严重低下的患者。因免疫力低下，一般无葡萄膜炎表现。

（孙挥宇 董 愉）

（四）眼外表现

水痘 - 带状疱疹病毒（varicella-zoster virus，VZV）感染可引起两种临床表现形式不同的疾病：水痘和带状疱疹。水痘多为初次感染 VZV 所致，痊愈后病毒潜伏于感觉神经节内，再激活后引起带状疱疹。

水痘为急性呼吸道传染病，以向心性分布的全身性皮疹为特征表现，分批出现，同一时间可见红斑、丘疹、疱疹和结痂同时存在（即"四代"同堂）。水痘并发症包括肺炎、脑炎、肝炎等，其中水痘肺炎为其最严重的并发症，表现为发热、咳嗽、呼吸困难、咯血和胸痛等。艾滋病患者由于免疫功能缺陷常进展为进行性播散性水痘，病情严重，病程持续时间长，皮疹呈离心分布，三分之一病例合并脏器损害。

带状疱疹特征性表现为沿单侧周围神经分布的簇集性小水疱，常伴显著的神经痛，好发于肋间神经、脑神经和腰骶神经支配区域。眼外特殊表现包括耳带状疱疹、带状疱疹病毒性脑炎及播散性带状疱疹等。艾滋病患者发病后病情较重，可表现为深脓疱疮样皮损，且易发生神经系统并发症。

水痘和带状疱疹均为自限性疾病，通常水痘病程约 10 天，带状疱疹病程为 2～4 周，治疗包括对症支持治疗、抗病毒治疗及防治并发症。抗病毒治疗通常口服伐昔洛韦、泛昔洛韦或阿昔洛韦，对于病情较重者应静脉滴注阿昔洛韦。

（陈耀凯　黄银秋）

三、EB 病毒感染

EB 病毒（Epstein-Barr vitus，EBV）是一种 γ 疱疹病毒，呈全球性分布，超过 95% 以上的健康成年人呈无症状感染。EB 病毒是一种双股 DNA 病毒，它主要感染 B 细胞和上皮细胞，从而在静息记忆 B 细胞或者在上皮细胞中潜伏，当机体免疫力低下时可被再激活并增殖，引起相应的疾病。该病毒感染可引起机体不同程度的免疫反应，可累及机体几乎所有脏器和组织，引起多种非恶性淋巴增殖性疾病、肿瘤性疾病及自身免疫病等。

（一）眼部表现

EBV 可引起结膜炎、角膜炎、表层巩膜炎、泪腺炎、葡萄膜炎及脉络膜炎或视网膜脉络膜炎等多种眼部表现。在正常眼中，可以在虹膜、睫状体、视网膜、视网膜色素上皮和脉络膜检测到 EBV 基因组 DNA。

对 EBV 的细胞免疫反应是由细胞毒性 T 细胞和辅助 T 细胞介导的，EBV 特异性 T 细胞由于免疫缺陷而可以被抑制或抑制，从而使 EBV 重新活化，从而导致病毒颗粒的增殖。

有学者假设，EBV 不是葡萄膜炎的直接病因，但它很可能在葡萄膜炎的发病机制中起次要作用。EBV 基因组及其受体有时在正常眼睛的常驻组织中检测到，表明葡萄膜炎的眼内液中的大部分 EBV DNA 可能是由于眼内炎症导致常驻眼细胞受损细胞释放的 EBV DNA 的结果。目前研究中，有 EBV 合并 VZV/HSV 的葡萄膜炎病例，但是未发现 EBV 合并 CMV 的病例报道。

病例1

患者女,53岁。

主诉:右眼视力下降3个月。

病史:类风湿性关节炎22年,发现HIV感染2年,未治疗。

眼部检查:矫正视力右眼0.25,左眼0.8,眼压正常,双结膜轻度充血,右角膜轻混,KP(+),左角膜清,双前房可,Tyn(±),瞳孔圆,晶状体轻混,右眼玻璃体混,眼底不清(图3-1-121)。

辅助检查:右眼内液检测,病毒系列检测EBV-DNA $5.73×10^4$/mL;基因芯片检测未见病原体。CD4$^+$T淋巴细胞计数451cells/μL。

诊断:①右眼葡萄膜炎;②获得性免疫缺陷综合征;③类风湿性关节炎。

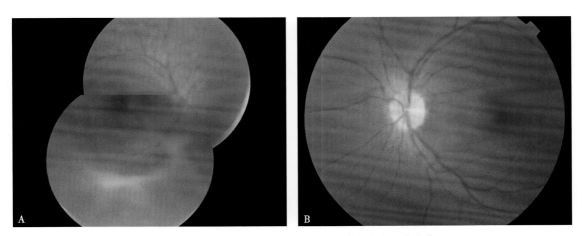

图3-1-121 HIV感染合并右眼EBV感染患者眼底彩像

A. 右眼玻璃体混浊,下方明显,隐见视盘界清,色可,上方视网膜下散在黄白圆形/椭圆形病灶;B. 左眼视盘界清,色可,黄斑(-)

提示: EBV可引起多种类型的葡萄膜炎,如虹膜炎、全葡萄膜炎、后葡萄膜炎等。

病例2

患者男,46岁。

主诉:右眼视力下降1周。

病史:发现HIV感染10年,未正规ART。

眼部检查:矫正视力右眼指数/33cm,左眼0.12,眼压右眼14mmHg,左眼13mmHg,右眼结膜轻充血,角膜清,色素性KP(+++),前房中深,房水闪辉(+),瞳孔药物性散大,晶状体混浊。左眼结膜无充血,角膜清,KP(-),前房中深,瞳孔圆,对光反应可,晶状体混浊。眼底:右眼玻璃体混浊、积血,眼底不清。左眼后极部可见出血及黄白色病灶(图3-1-122,图3-1-123)。

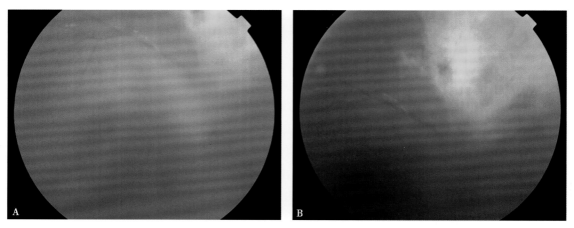

图 3-1-122 AIDS 合并疱疹病毒混合感染视网膜炎眼底彩像
A、B. 右眼玻璃体混浊出血,眼底模糊可见鼻上方视网膜大片黄白色病灶

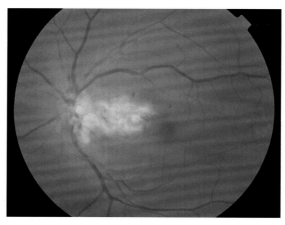

图 3-1-123 左眼眼底彩像
左视盘界欠清,上方及下方盘周见小片状出血,视盘颞
侧及颞下方可见约 2.5DD 大小不规则黄白病灶,伴少
许点状出血,累及鼻侧黄斑

辅助检查:CD4$^+$T 淋巴细胞计数 9cells/μL;房水检测,右眼 EBV-DNA 3 980copies/mL,CMV-DNA 5.36×10^5/mL;左 EBV-DNA 检测不到,CMV-DNA 3.770×10^3/mL。

诊断:①双眼巨细胞病毒性视网膜炎;②右眼 EBV 感染;③获得性免疫缺陷综合征。

治疗:玻璃体腔注射更昔洛韦 2mg+膦甲酸钠 1.2mg;膦甲酸钠全身用药。

治疗 1 周后,眼底表现如图 3-1-124 所示。

房水检测:右眼 EBV-DNA 7.61×10^3copies/mL,CMV-DNA 6.02×10^4/mL;左 CMV-DNA 6.37×10^3/mL,EBV-DNA 检测不到。

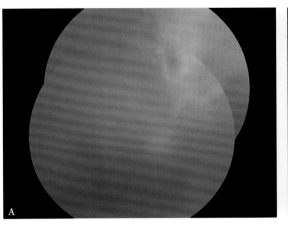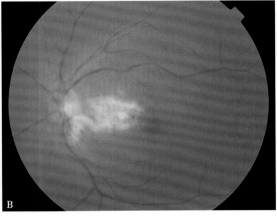

图 3-1-124　治疗 1 周后眼底彩像

A. 右眼玻璃体混浊,鼻上方视网膜黄白色病灶;B. 左视盘界渐清,出血减少,视盘颞侧及颞下方病灶局限

治疗 2 周后,眼底表现如图 3-1-125 所示。

房水检测:右眼 EBV-DNA 5.09×10^2copies/mL,CMV-DNA 3.02×10^4/mL;左 CMV-DNA 5.08×10^2/mL,EBV-DNA 检测不到。

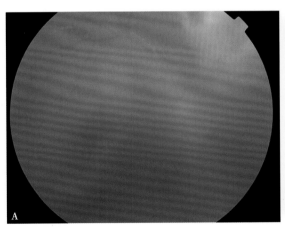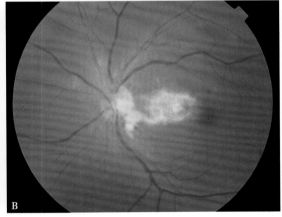

图 3-1-125　治疗 2 周后眼底彩像

A. 右眼玻璃体混浊,鼻上方视网膜黄白色病灶;B. 左视盘界渐清,出血减少,视盘颞侧及颞下方病灶局限

治疗 3 周后,眼底表现如图 3-1-126 所示。

房水检测:右眼 EBV-DNA 检测不到,CMV-DNA 4.32×10^3/mL;左 CMV-DNA 检测不到;EBV-DNA 检测不到。

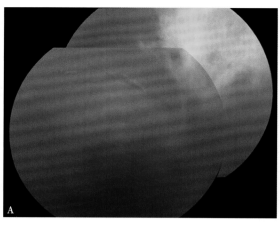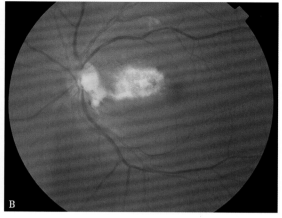

图 3-1-126 3周后眼底彩像

A. 右眼玻璃体混浊，鼻上方视网膜黄白色病灶；B. 左视盘界渐清，出血减少，视盘颞侧及颞下方病灶局限

治疗 10 周后，患者视力：右眼 0.03，左眼 0.3。

房水检测：双眼 EBV-DNA、CMV-DNA 均检测不到。

分析：目前研究认为，葡萄膜炎的眼内液中的大部分 EBV DNA 可能是由于眼内炎症导致常驻眼细胞受损释放的，因此眼内液的检测结果并不能说明眼底病变是 EBV 所致。本例患者的右眼 CMVR 的诊断明确，但 CMVR 合并玻璃体积血者少见，且未经 ART 的 CMVR 患者出现前后节严重葡萄膜炎表现者更是少见。而 EBV 则可引起玻璃体内炎症、出血及视网膜的水肿、出血。因此根据患者的体征和眼内液检测考虑其诊断为 CMVR 合并 EBV 葡萄膜炎。

（刘夕瑶　王　飒　孙挥宇）

（二）眼外表现

EB 病毒感染可引起传染性单核细胞增多症或慢性活动性 EB 病毒感染。传染性单核细胞增多症典型的三联征包括发热、咽峡炎和淋巴结肿大，可同时合并肝、脾大，皮疹等。慢性活动性 EB 病毒感染指某些传染性单核细胞增多症症状持续或退而复现超过 6 个月，并伴严重的血液系统疾病或间质性肺炎、视网膜炎等严重并发症。EB 病毒感染并发症可包括脾破裂、口腔毛状白斑、神经系统并发症、气道堵塞、噬血细胞性淋巴组织细胞增生症等。其中口腔毛状白斑主要见于免疫抑制患者，如艾滋病患者等。

EB 病毒与多种恶性肿瘤存在因果关系。在艾滋病患者中，EB 病毒感染与弥漫性大 B 细胞淋巴瘤、Burkitt 淋巴瘤及原发中枢神经系统淋巴瘤密切相关。EB 病毒感染还可导致多种自身免疫性疾病如系统性红斑狼疮、多系统硬化症等。

EB 病毒感染通常为自限性，目前暂无预防 EB 病毒感染的上市疫苗，也没有明确有效的治疗方法。临床主要以对症治疗为主，对发热、咽痛及全身不适的患者可给予乙酰氨基酚或非甾体抗炎药。阿昔洛韦作为核苷类似物抗病毒药虽能一定程度抑制 EBV DNA 复制，但无明显临床获益。糖皮质激素在 EB 病毒感染患者中的应用仍有争议。有研究显示阿昔洛韦和泼尼松龙联用能明显抑制口咽部 EB 病毒的排出，但对症状持续时间及 EB 病毒特异性细胞免疫的发展无显著影响。

艾滋病合并 EB 病毒相关弥漫性大 B 细胞淋巴瘤病例的颈部 CT 见图 3-1-127。

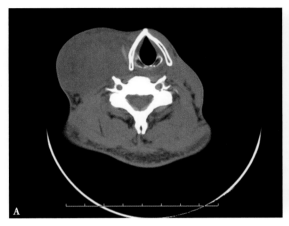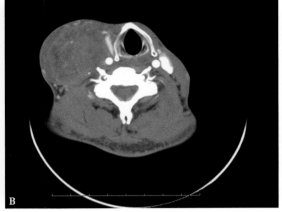

图 3-1-127　艾滋病合并 EB 病毒相关弥漫性大 B 细胞淋巴瘤患者的颈部 CT
A. 颈部 CT 平扫见右侧颈部较大软组织密度影，其内密度欠均匀，与邻近软组织分界欠清；B. 增强 CT 见右侧颈部较大软组织密度影不均匀强化，内见血管影走行，邻近组织受压

（陈耀凯　秦圆圆）

四、单纯疱疹病毒感染

（一）单纯疱疹病毒感染眼部表现

单纯疱疹病毒（HSV）分为 1 型（HSV-1）和 2 型（HSV-2），HIV 合并单纯疱疹病毒感染可引起角膜炎，其发病率低于 5%，表现为点状或树枝状角膜炎（图 3-1-128），局部予抗病毒滴眼液治疗，抗生素滴眼液预防感染，多数患者可痊愈，少数严重患者局部可遗留角膜瘢痕，影响视力。HIV 合并单纯疱疹病毒感染引起视网膜炎、视网膜坏死较少见。

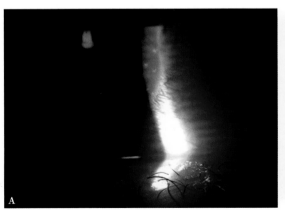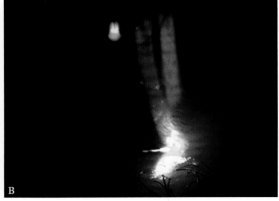

图 3-1-128　AIDS 合并单纯疱疹病毒性角膜炎
A、B. 角膜见点状、树枝状点染

（二）单纯疱疹病毒感染眼外表现

HIV 合并单纯疱疹病毒感染的眼外表现包括皮肤黏膜感染、食管炎、气管炎、脑膜脑炎、肝炎、肺炎及结肠炎等，以皮肤黏膜感染最为常见。HSV-1 主要引起生殖器以外的皮肤黏膜感染，好发于口鼻周围及口腔黏膜，发病前常有感觉异常的前驱症状（如局部灼热感、针刺感等），随后迅速出现红斑、簇集状小丘疹和水疱，可相互融合，水疱溃烂后形成溃疡、结痂继而愈合，未经治疗者病程 5 天至 10 天。HSV-2 则主要引起生殖器及肛周皮肤黏膜感染，发病前也常有感觉异常前驱症状，继而皮肤黏膜出现簇集性或散在的小水疱，水疱破溃形成糜烂或浅表性溃疡，最后结痂自愈。在艾滋病患者中，HSV 皮肤黏膜感染常累及非典型部位，呈泛发性，皮损多变且不典型；病情严重，病程较长，可表现为慢性和复发性溃疡；并发症较多且严重，易发生播散性 HSV 感染。HSV 感染治疗通常口服阿昔洛韦、伐昔洛韦或泛昔洛韦，严重皮肤黏膜病变或感染疾病危及生命时应静脉滴注阿昔洛韦为宜，对阿昔洛韦耐药的 HSV 亦可静脉滴注膦甲酸钠、西多福韦替代治疗，皮肤黏膜感染还可局部外擦三氟唑、西多福韦或咪喹莫特乳膏治疗。

（陈耀凯　何小庆）

第二节　细　菌　感　染

一、睑　板　腺　炎

睑板腺炎又称"麦粒肿"，俗称"针眼"，是睑板腺体的化脓性炎。常为葡萄球菌感染，其中金黄色葡萄球菌多见。临床表现为感染局部红肿热痛，局部硬结，可化脓破溃；重者可引起眼睑蜂窝织炎，处理不及时，可引起败血症或海绵窦血栓而危及生命。

睑板腺炎是临床常见外眼疾病，诊断和治疗并不困难。但 AIDS 患者，尤其是 CD4$^+$T 淋巴细胞计数低的患者，由于免疫力低下，其睑板腺炎的表现比正常人重，进展快，预后不佳，需要引起我们的注意。

病例 1

患者女，31 岁，孕 29 周。

主诉：右眼睑红肿疼痛 2 天。

病史：发现 HIV 抗体（+）4 个月，白细胞下降 1 周。

眼部检查：矫正视力双眼 1.0，眼压正常。右眼下睑有约 3mm×4mm×3mm 红肿区，结膜面溃疡，伴轻度触痛。其他未见异常。

辅助检查：CD4$^+$T 淋巴细胞计数 20cells/μL；WBC 0.8×10^9/L，血红蛋白 100g/L。

诊断：①右下睑板腺炎；②获得性免疫缺陷综合征；③白细胞减少。

治疗经过：妥布霉素滴眼液 4 次 / 日、红霉素眼膏 2 次 / 日点眼，头孢他啶静脉滴注，全身支持对症治疗，病情无好转，炎症灶扩大，3 天后见：右下睑高度红肿，右下睑缘、右下睑结膜面、球结膜多处溃疡，伴严重眼痛、头痛。同时口腔内见多个溃疡灶，患者体温在 38～39℃。停用头孢替定，换用头孢曲松钠，取分泌物培养＋药敏。2 天后，患者 WBC 提升到 1.2×10^9/L，体温恢复正常，眼部病灶较前明显减小，但睑缘溃疡面较前扩大，并有大量脓性分泌物排出，血性痂形成。4 天后，下睑的红肿局限，睑缘血痂脱落，内侧睑缘可见约 1cm 长睑缘缺损，外眦角部见直径约 3mm 的肉芽肿样物（图 3-2-1）。7 天后，病灶无扩大，睑缘缺损处的溃疡大部分愈合，分泌物减少，颞侧球结膜肿物较前略有缩小。患者带药出院。分泌物培养结果：表皮葡萄球菌。

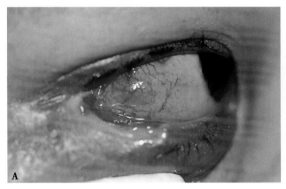 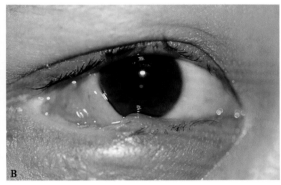

图 3-2-1　AIDS 合并睑板腺炎患者眼部彩像

A. 有效治疗 4 天，左下睑的红肿局限，睑缘血痂脱落，见睑缘缺损，结膜面仍有溃疡和脓性分泌物；B. 有效治疗 7 天，左眼睑感染灶无扩大，睑缘缺损处的溃疡大部分愈合，分泌物减少，颞侧球结膜肿物较前略有缩小

提示：该患者的病情不同于我们临床上常见的正常人的睑板腺炎，因为机体的抵抗力低下，炎症病灶不能控制，进展快，伴有局部坏死。对于这种情况，ART 提高机体免疫力同时，及时合理应用抗生素至关重要。

病例 2

患者男，42 岁，CD4[+]T 淋巴细胞 321cells/μL（治疗后）。

右下睑板腺炎 2 年（图 3-2-2），经局部点药、输液等治疗，时轻时重，一直未愈。

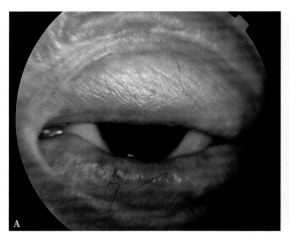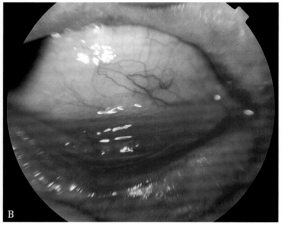

图 3-2-2 AIDS 合并慢性睑板腺炎患者眼部彩像
A. 患者眼睑肿胀，睑缘增生肥厚，睫毛大部分脱落，毛囊破坏；B. 结膜面充血

提示：睑板腺炎为常见眼病，在艾滋病患者中：①在 CD4$^+$T 淋巴细胞计数低，抵抗力差者，表现为急性、重症，进展快速；②经 ART 后的患者表现为慢性，迁延不愈。

（徐秋华　孙挥宇）

二、细菌性眼内炎

眼内炎特指细菌、真菌感染所致的眼内炎症。眼内炎起病急，进展快，对眼内组织损害重，是常见的致盲性眼病。多见于免疫力低下，如艾滋病、糖尿病、长期口服免疫抑制剂患者。

艾滋病合并眼内炎中，真菌性眼内炎占大多数，细菌性较少。细菌性眼内炎中，有鸟分枝杆菌、淋球菌、沙门氏菌、表皮葡萄球菌性眼内炎的报道。

细菌性眼内炎的特点：起病急，眼痛、畏光等症状重，患者会有结膜水肿，混合充血，角膜水肿，前房大量纤维素性渗出，前房积脓等表现，玻璃体见黄白色渗出混浊。但具体表现因患者的免疫力情况和致病菌的不同而有差异。

病例

患者男，32 岁。

主诉：右眼视力下降 1 个月。

病史：5 个月前发现艾滋病、肺孢子菌肺炎、继发性肺结核，ART 5 个月，抗结核治疗 5 个月。

眼部检查：矫正视力右眼 1.0，左眼 1.2，眼压正常，双眼前节（－），眼底如图 3-2-3。

辅助检查：房水检测 CMV-DNA 1.06×10^3/mL，CD4$^+$T 淋巴细胞计数 19cells/μL。

诊断：①右眼巨细胞病毒性视网膜炎；②获得性免疫缺陷综合征。

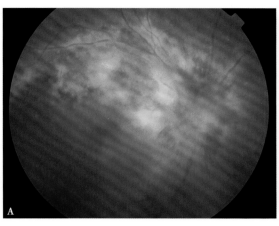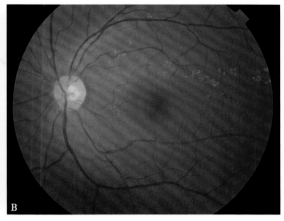

图 3-2-3 AIDS 合并 CMVR 患者病情演变眼底彩像

A. 右眼视盘水肿,出血,颞上方后极部沿血管分布大片黄白渗出坏死灶,伴有片状出血;B. 左眼视盘界清,色可,黄斑上方见黄白硬渗,未见活动病灶

治疗:①膦甲酸钠静脉输液;②右眼更昔洛韦玻璃体腔注药。

治疗 4 周后:

眼部检查:矫正视力右眼 0.8,左眼 1.2,眼压正常,双眼前节(-),眼底表现见图 3-2-4。

眼内液检测:房水 CMV-DNA(-)。

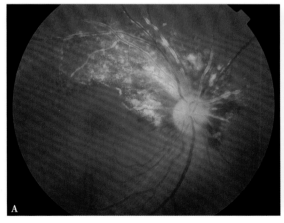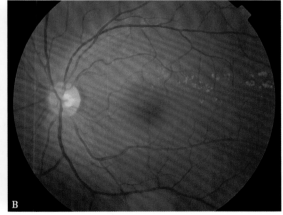

图 3-2-4 图 3-2-3 患者治疗 4 周后眼底彩像

A. 右眼视盘界清,水肿消退,颞上方渗出坏死灶大部分吸收,出血减少;B. 左眼无变化。

治疗 1 个月后:

主诉:左眼眼痛视物不清 2 天。

眼部检查:矫正视力右眼 0.8,左眼 0.3,眼压正常。右眼前节及眼底见图 3-2-5。左眼混合充血,角膜混,KP(+),前房积脓Ⅰ级,晶状体清,前囊见渗出膜附着,玻璃体混,眼底不清(图 3-2-6)。

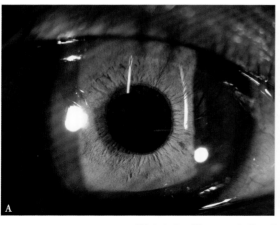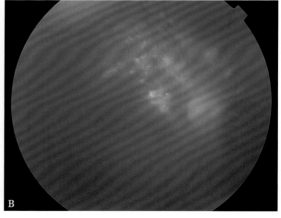

图 3-2-5 图 3-2-3 患者 1 个月后右眼眼前节和眼底彩像

A. 右眼前节像,右眼角膜清,前房中深,瞳孔圆,晶状体清;B. 右眼玻璃体轻混,颞上方后极部见黄白陈旧病灶

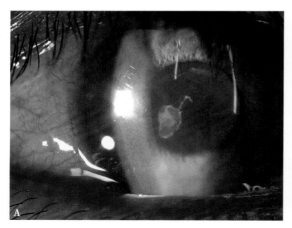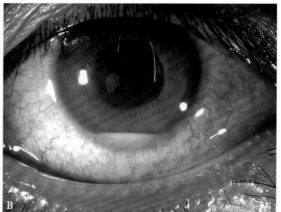

图 3-2-6 图 3-2-3 患者 1 个月后左眼眼前节像

A. 左眼混合充血,角膜混,KP(+),瞳孔圆,瞳孔区晶状体前囊增殖膜覆盖;B. 可见前房积脓 I 级

辅助检查:CD4$^+$T 淋巴细胞为 76cells/μL。

诊断:①左眼内炎;②右眼巨细胞病毒性视网膜炎;③获得性免疫缺陷综合征。

处理:取房水做眼内液检测,玻璃体腔注药,头孢他啶+地塞米松。眼内液检测结果:表皮葡萄球菌感染。更改治疗:玻璃体腔注药(万古霉素+地塞米松),每周 2 次。

治疗 2 周后,矫正视力右眼 0.8,左眼 1.0,左眼结膜充血消退,角膜清亮,前房中深,瞳孔圆,晶状体清,双眼眼底如图 3-2-7。

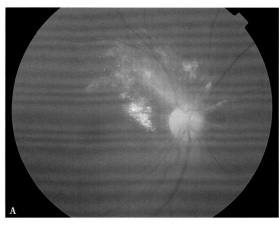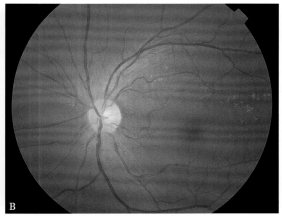

图 3-2-7　图 3-2-3 患者双眼治疗 2 周后眼底彩像
A. 右眼颞上方后极部见陈旧病灶；B. 左眼玻璃体清，眼底同前，无变化

分析：表皮葡萄球菌存在于人的体表，属正常菌群。该患者免疫力低下，右眼 CMVR 控制后，左眼发生眼内炎，能够取得好的治疗效果在于：①就诊及时，发病后 2 天患者即就来到我院就诊；②治疗及时，当天即取眼内液并玻璃体腔注药；③眼内液检测结果回报快，并给出了可靠的阳性检测结果。

提示：眼内液检测为该患者的精准治疗提供了可靠的依据，但并非所有的眼内液检测都能如此。眼内液检测的项目众多，需要根据患者的情况作出初步诊断后，根据诊断选取相应的项目；眼内液的检测内容不同，其敏感性，特异性不同，且都有一定的假阳性及假阴性率，需要主诊医师甄别；并非所有的致病原均在检测项目内。

（倪　量　李　丹）

三、结核杆菌感染

结核病是一种由结核分枝杆菌（mycobacterium tuberculosis，MTB）引起的传染性疾病，通过飞沫传播。全世界 1/3 的人口结核杆菌感染，印度、非洲、中东、中国为高发区。2018 年 1 000 万新发结核感染者中，中国占 9%。结核是 HIV 感染者最常见的机会性感染，一般约占 20%～50%，约有 15% 的新发结核病与艾滋病有关。据统计，AIDS 患者有 25.1 万死于结核病。AIDS 患者免疫力低下，极易合并各种机会性感染，其中合并结核病是导致 AIDS 患者死亡的主要原因之一。

（一）眼部表现

结核杆菌感染是艾滋病患者眼底常见的机会性感染之一。眼部结核感染的组织非常广泛，临床表现多种多样，可表现为眼眶、眼睑、泪器、结膜的结核瘤性、结节性、溃疡性病灶，结膜炎、角膜炎、角膜溃疡，巩膜表层及前巩膜、后部巩膜炎，葡萄膜炎、视神经视网膜炎、视网膜血管炎等，其中葡萄膜炎最多见。前葡萄膜炎可表现为虹膜睫状体的结核、弥漫性过敏性虹膜睫状体炎；后葡萄膜炎可表现为脉络膜结核瘤、急性粟粒性结核、慢性结核性播散性脉络膜炎、渗出性结核性脉络膜炎；结核杆菌可累及整个葡萄膜造成慢性结核性全葡萄膜炎，随病变发展继发青光眼，并发白内障导致严重的视力损害。

发病机制：一是单纯的结核杆菌感染，由结核杆菌直接侵犯眼组织所致；二是过敏反应所致，病变是组织对结核杆菌蛋白的变态反应性炎症，其特点为急性病变伴有明显的炎性渗出。病变过程一方面取决于结核杆菌的数量及毒力，另一方面取决于机体的抵抗力及眼组织的敏感性。

诊断：临床上对于结核性葡萄膜炎的诊断还存在一定的困难，需根据眼部的临床特征及身体其他部位的结核病变结合结核菌素试验作出诊断。

病例 1

患者男，25 岁。

主诉：间断发热 3 个月余，伴乏力、纳差、消瘦，左眼视力下降 2 周。

眼部检查：矫正视力右眼 1.0，左眼指数 / 眼前，双眼压正常，双眼前节未见异常。眼底：右眼大致正常，左眼视盘界清，色可，颞下方脉络膜下见约 9～10DD 大小实性隆起，颞侧及下方视网膜脱离，累及黄斑（图 3-2-8）。

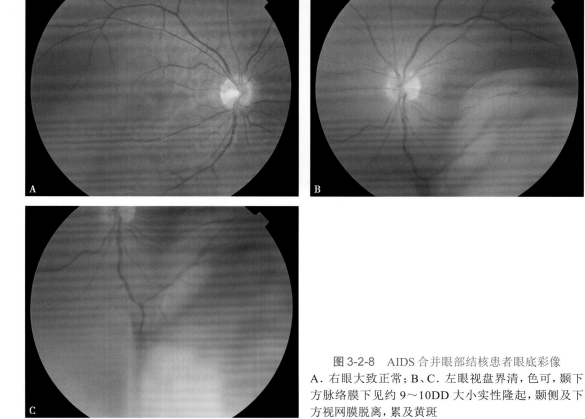

图 3-2-8　AIDS 合并眼部结核患者眼底彩像
A. 右眼大致正常；B、C. 左眼视盘界清，色可，颞下方脉络膜下见约 9～10DD 大小实性隆起，颞侧及下方视网膜脱离，累及黄斑

病史：3 个月前发现 HIV 抗体阳性，1 个月前 ART。

辅助检查：CD4$^+$T 淋巴细胞计数 244cells/uL，HIV 病毒载量 HIV RNA 1 000copies/mL；结核 T-Spot 阳性。CT 报告：考虑结核性腹膜炎、结核性胸膜炎、淋巴结核。

诊断：①左眼结核性葡萄膜炎；②结核性腹膜炎、结核性胸膜炎、淋巴结核；③获得性免疫缺陷综合征。

治疗：继续 ART；抗结核治疗。

治疗 2 周后：

眼部检查：矫正视力右眼 1.0，左眼无光感，双眼压正常，右眼前节未见异常，左眼结膜充血，角膜清，KP（+），前房中深，房水闪辉（++），瞳孔圆，对光反射消失，晶状体清。眼底：右眼视盘颞上可见小片出血，左眼玻璃体混浊，眼底模糊可见视盘，盘周视网膜脱离，呈宽漏斗样（图 3-2-9）。

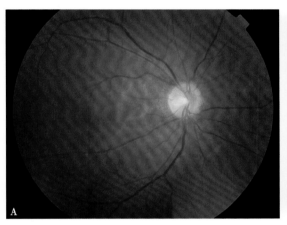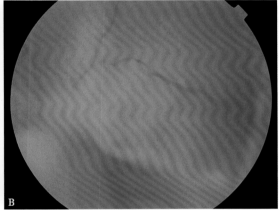

图 3-2-9　图 3-2-8 患者抗结核治疗 2 周后眼底彩像
A. 右眼视盘颞上可见小片出血；B. 左眼玻璃体混浊，眼底模糊可见视盘，盘周视网膜脱离，呈宽漏斗样

辅助检查：左眼房水检测未检测到常见微生物，IL-6，IL-8 明显高于正常。泌尿系 CT 平扫＋增强：考虑肝、脾、双肾、腹腔内及后腹膜多发结核。

感染专家会诊意见：患者淋巴结核、肝脾结核、肾结核、结核性腹膜炎、结核性胸膜炎诊断成立，肠结核不除外。

诊断：①左眼结核性葡萄膜炎；②结核性腹膜炎、结核性胸膜炎、淋巴结核、肝脾结核、肾结核；③获得性免疫缺陷综合征。

治疗：ART；抗结核治疗；营养对症。

治疗 1 个月后：

眼部检查：矫正视力右眼 1.0，左眼无光感，双眼压正常，右眼前节未见异常，左眼结膜轻度充血，角膜清，KP（+），前房中深，房闪（±），瞳孔圆，对光反射消失，晶状体清。眼底如图 3-2-10 所示。

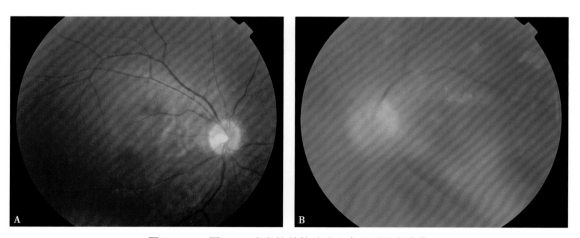

图 3-2-10　图 3-2-8 患者抗结核治疗 1 个月后眼底彩像
A. 右眼视盘界清，色可，黄斑反光存在；B. 左眼玻璃体混浊减轻，眼底模糊可见视盘，盘周视网膜脱离较前平伏，脉络膜见散在黄白病灶

治疗 2 个月后：

眼部检查：矫正视力右眼 1.0，左眼无光感，双眼压正常，右眼前节未见异常，左眼结膜轻度充血，角膜清，色素性 KP（+），前房中深，房水闪辉（±），瞳孔圆，对光反射消失，晶状体清。眼底如图 3-2-11 所示。

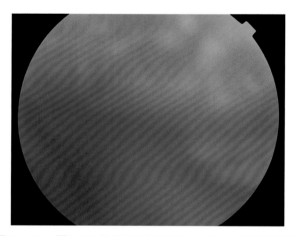

图 3-2-11　图 3-2-8 患者抗结核治疗 2 个月后左眼眼底彩像
左眼玻璃体混浊，眼底模糊隐见视盘，盘周视网膜脱离，视网膜下见多个黄白病灶

治疗 3 个月后:

眼部检查:矫正视力右眼 1.0,左眼无光感,双眼压正常,右眼前节未见异常,左眼结膜轻度充血,角膜清,色素性 KP(+),前房中深,房水闪辉(±),瞳孔圆,对光反射消失,晶状体清。眼底如图 3-2-12 所示。

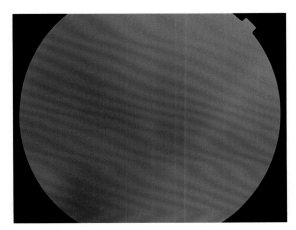

图 3-2-12 图 3-2-8 患者抗结核治疗 3 个月后左眼眼底彩像
左眼玻璃体混浊,眼底模糊不清

分析:结核眼病病变过程一方面取决于结核杆菌的数量及毒力,另一方面取决于机体的抵抗力及眼组织的敏感性。AIDS 患者的免疫力低下,结核感染常表现为结核杆菌的直接侵犯,如脉络膜结核瘤,ART 后,随着机体免疫力的恢复,出现葡萄膜炎的表现,如玻璃体的混浊,KP,房水闪辉等。该患者免疫力低下,多脏器播散性结核病灶,虽经积极治疗,眼部病情预后差。

病例 2

患者男,27 岁。

主诉:双眼视力下降 3 周。

病史:低热、乏力、消瘦 2 个月,发现 HIV 感染 1 个月,发现肺结核 2 周,抗结核治疗 1 周。

眼部检查:双眼矫正视力光感,双眼压及眼前节均未见异常。双眼眼底如图 3-2-13 所示。

辅助检查:CD4+T 淋巴细胞计数 25cells/μL。

诊断:①双眼结核性葡萄膜炎(双脉络膜结核瘤);②肺结核;③获得性免疫缺陷综合征。

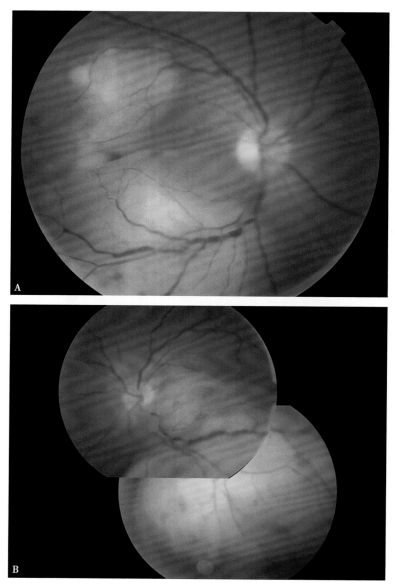

图 3-2-13 AIDS 合并眼部结核患者双眼底彩像

A. 右视盘颞侧及颞下方见约 8～9DD 大小脉络膜隆起，累及黄斑，周边视网膜脱离；B. 左眼视盘颞侧及颞下方见约 12～13DD 大小脉络膜隆起，累及黄斑，周边视网膜脱离

提示：免疫力低下的 AIDS 患者，结核感染常表现为结核杆菌的直接侵犯，如脉络膜结核瘤。

病例3

患者男,23岁。

主诉:右眼视力下降1个月。

病史:发现 HIV 感染 1 个月,ART 1 个月;多发肺结核,骨结核 2 周,抗结核 2 周,住院治疗中。

眼部检查:矫正视力右眼 0.6,左眼 1.0,眼压正常,双眼前节未见异常。双眼眼底如图 3-2-14 所示,右眼 OCT 检查结果见图 3-2-15,图 3-2-16。

辅助检查:CD4$^+$T 淋巴细胞计数 119cells/μL。

诊断:①右眼脉络膜结核;②多发肺结核;③多发骨结核;④获得性免疫缺陷综合征。

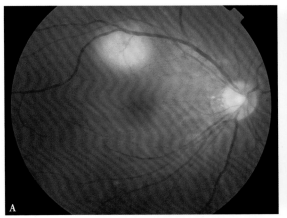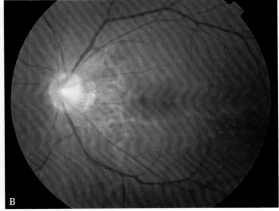

图 3-2-14　AIDS 合并眼部结核患者双眼底彩像

A. 右眼视盘界清,色可,黄斑上方见 1.5DD 大小视网膜下黄色隆起灶,黄斑区水肿;B. 左视盘界清,色可,豹纹状眼底,黄斑反光存在

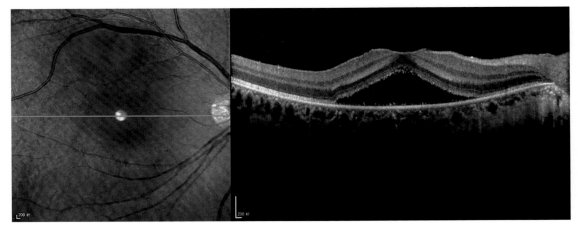

图 3-2-15　图 3-2-14 患者右眼 OCT 图像

右眼 OCT 黄斑区神经上皮浅脱离

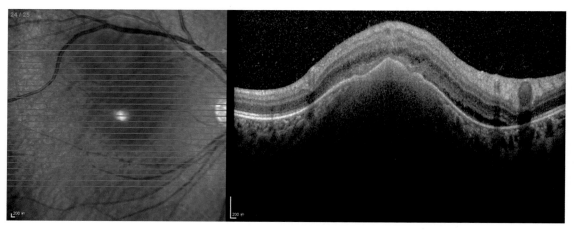

图 3-2-16　图 3-2-14 患者右眼 OCT 黄斑上方图像
右眼 OCT 示：黄斑颞上方视网膜下实性病灶，病灶表面视网膜色素上皮与神经上皮浅脱离

　　患者因全身情况重，未行眼科复诊。9 个月后复诊。
　　追问病史：9 个月间，一直坚持抗结核治疗。其间因反复发热不能控制，曾用泼尼松龙 20mg 每日一次，用药 20 余日，因足跟骨结核行手术治疗。
　　眼部检查：矫正视力右眼 0.1，左眼 1.0，眼压正常，双眼前节未见异常。双眼超广角眼底像、自发荧光、OCT 检查如图 3-2-17～图 3-2-21 所示。
　　辅助检查：CD4$^+$T 淋巴细胞计数 520cells/μL。

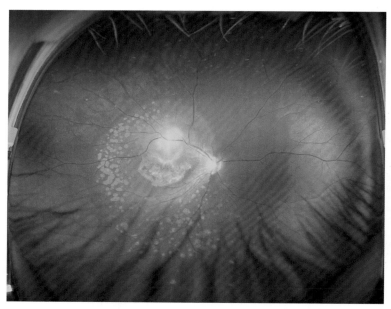

图 3-2-17　图 3-2-14 患者 AIDS 合并眼部结核患者超广角眼底彩像
视盘界清，色可，颞上病灶较前缩小，病灶周围 0.5DD 环形视网膜水肿，黄斑区见陈旧色素变动，围绕黄斑和颞上病灶区见不规则椭圆形色素变动区

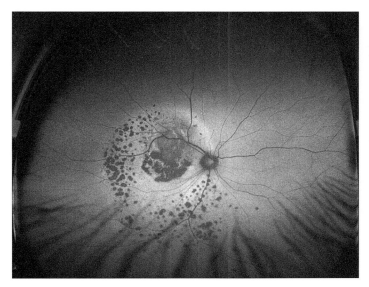

图 3-2-18 图 3-2-14 患者 AIDS 合并眼部结核患者自发荧光像
右眼自发荧光像可见病变范围与彩像相一致

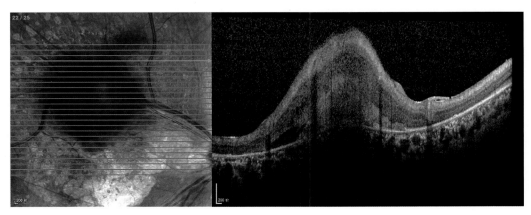

图 3-2-19 图 3-2-14 患者右眼颞上 OCT 像
右眼颞上视网膜增厚,视网膜下病灶较前缩小

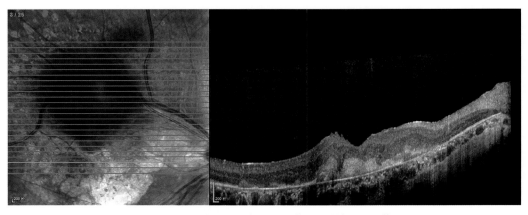

图 3-2-20 图 3-2-14 患者右眼黄斑区外侧 OCT 像
右眼黄斑区外侧视网膜萎缩

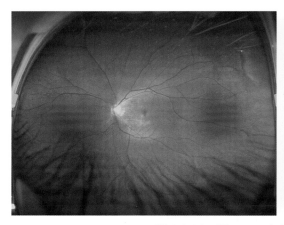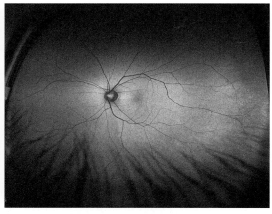

图 3-2-21　图 3-2-14 患者左眼彩像及自发荧光像
左眼底彩像和自发荧光像未见异常

病例 4

患者男，44 岁。

主诉：左眼反复视力下降 3 个月。

病史：发现 HIV 感染 5 年，ART 5 年；发现梅毒 1 年，治疗 2 个疗程。发现肺结核 1 个月，治疗 5 天。

眼部检查：矫正视力右眼 1.0，左眼 0.6，眼压正常，双眼前节未见异常。右眼视盘界清，色可，颞上周边视网膜可见血管鞘；左眼玻璃体下方积血，视盘界清，色可，上方中周部血管白线伴出血（图 3-2-22～图 3-2-25）。

辅助检查：TPPA 阳性，Trust 1∶2；CD4$^+$T 淋巴细胞计数 600cells/μL；肺部 CT：肺部结节，结核可能大。肺泡灌洗：抗酸杆菌阳性。

诊断：①双眼结核性视网膜血管炎；②肺结核；③获得性免疫缺陷综合征；④梅毒。

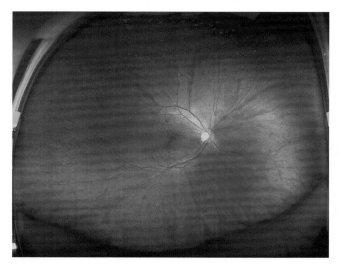

图 3-2-22　AIDS 合并结核患者右眼超广角眼底像
视盘界清，色可，黄斑反光存在，上方周边可见血管鞘

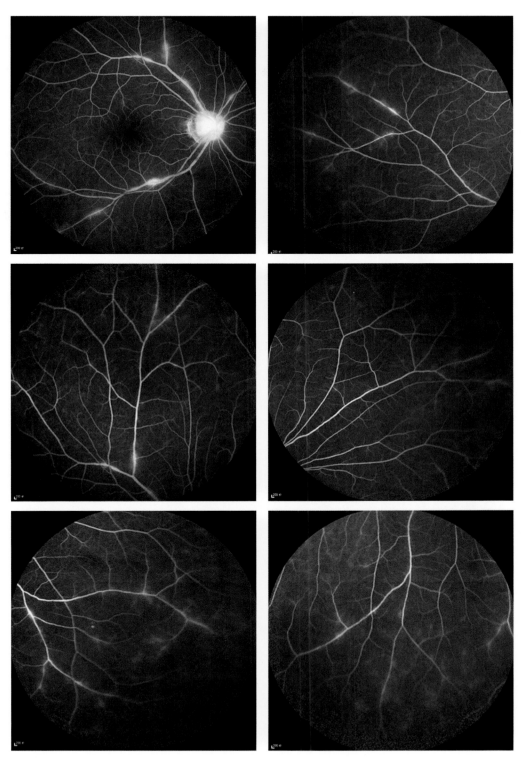

图 3-2-23　图 3-2-22 患者 AIDS 合并结核患者右眼底 FFA 像
右视盘强荧光，周边视网膜血管荧光着染渗漏，无灌注区

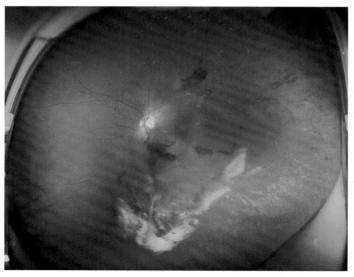

图 3-2-24 图 3-2-22 患者 AIDS 合并结核患者左眼底超广角眼底像
玻璃体积血,视盘界清,色可,颞侧中周部血管鞘,伴有出血

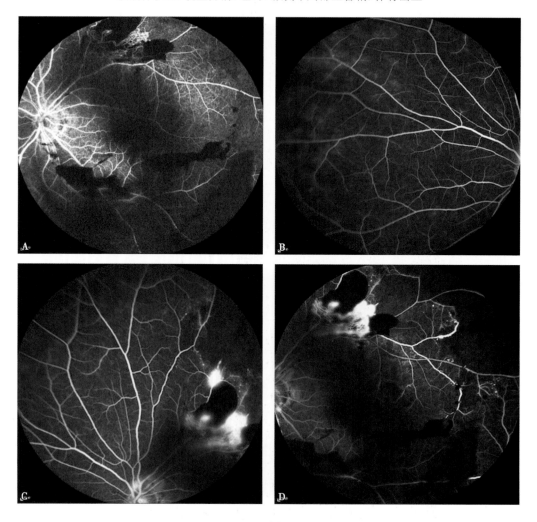

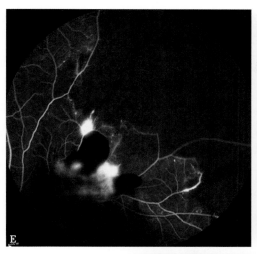
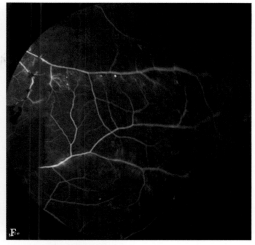
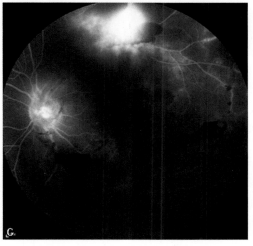

图 3-2-25　图 3-2-22 患者 AIDS 合并结核患者左眼底 FFA 像
A～F. 左眼视盘颞上方新生血管，颞上大片无灌注区；周边视网膜血管荧光着染渗漏，无灌注区；
G. 左眼底造影晚期可见视盘荧光颞上方新生血管渗漏

提示：视网膜血管炎是结核眼病的常见表现。是组织对结核杆菌蛋白的变态反应性炎症。多见于 CD4$^+$T 淋巴细胞＞200cells/μL 的患者。

（邰桂菊　孙挥宇）

（二）眼外表现

对于艾滋病患者而言，结核杆菌感染眼外表现通常以肺结核、结核性脑膜炎、骨结核、泌尿生殖系统结核、腹腔结核等形式出现。结核病通过实验室检查找到结核杆菌进行确诊。患者常见结核中毒症状，包括发热、盗汗、消瘦等，除此外，MTB 累及不同系统出现的临床表现各异。

对 HIV/MTB 双重感染者而言，MTB 和 HIV 病毒这两种病原体对机体造成了双重威胁。MTB 可引起机体 HIV 病毒的大量复制并可能诱导 HIV 基因突变，加速机体 CD4$^+$T 淋巴细胞的消耗，从而加快从 HIV 感染发展为艾滋病的进展，而 HIV 也可导致结核病抗原水平的提高和多药耐药结核病例的增多，进而形成一个恶性循环。

肺结核多发生在 CD4⁺T 淋巴细胞计数水平较高的 AIDS 患者中，而 CD4⁺T 淋巴细胞计数水平低的患者通常表现为肺外结核，其临床表现复杂多样且不典型，主要为咳嗽、发热、盗汗、体重减轻、淋巴结肿大等。在艾滋病早期合并肺结核，其影像学表现较典型，多为浸润型肺结核征象，病变部位多为肺上部，常有肺部空洞形成（图 3-2-26）。随着患者艾滋病病情进展，影像学表现趋于不典型，病变多见于下肺叶，表现为局限性浸润影，也可呈弥漫性浸润影、双肺弥漫性粟粒型病变、淋巴结肿大等（图 3-2-26）。艾滋病合并肺结核的诊断需结合流行病学、临床表现、实验室检查、影像学检查及试验性抗结核治疗结果，临床易漏诊、误诊，较难辨别，需与肺孢子菌肺炎、细菌性肺炎、病毒性肺炎等疾病进行鉴别。

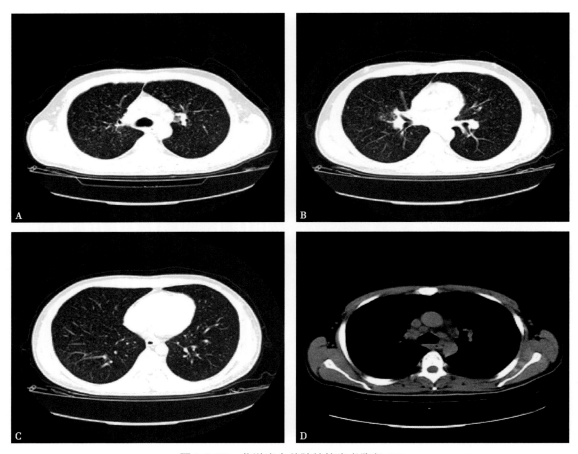

图 3-2-26　艾滋病合并肺结核患者胸部 CT
A～C. 左肺上叶可见条片状密度增高影，边界欠清，余双肺可见弥漫分布粟粒影；D. 纵隔内见增大淋巴结

结核性脑膜炎可急性、亚急性或慢性起病，症状持续时间通常为 1 天到 6 个月。临床表现无特异性，可表现为头痛、呕吐和颈部僵硬。若不及时治疗，可出现意识下降，局灶性神经功能缺损，四肢无力（偏瘫或截瘫）和脑神经麻痹。与单纯结核性脑膜炎患者相比，AIDS 合并

结核性脑膜炎患者更易出现肝脾肿大和淋巴结肿大。单纯结核性脑膜炎在影像学上常单独或联合表现为基底脑膜增强，脑梗死和脑积水（图3-2-27）。而 AIDS 合并结核性脑膜炎患者阻塞性脑积水的可能性较小。诊断结核性脑膜炎时，需注意与其他神经系统疾病相鉴别，如隐球菌性脑膜脑炎、弓形虫脑病、病毒性脑炎等。

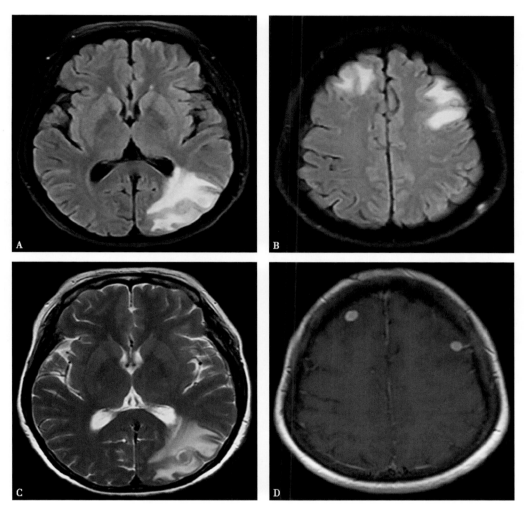

图 3-2-27　艾滋病合并颅内结核患者颅脑 MRI

A、B. 颅脑 MRI 平扫：双侧小脑半球、双侧额叶、左侧顶枕叶、右侧颞叶见多发片状、结节样长 T_1 长 T_2 信号影，FLAIR 序列呈到信号；C、D. 颅脑增强 MRI：多发结节、环状强化，周围见明显脑水肿，部分软脑膜可见增厚

骨结核在临床中少见，占结核病的 1%～3%，占肺外结核的 10%～11%，其中以脊柱结核最常见。在艾滋病患者中，骨结核发病率约为 1.2%。骨结核患者除表现为结核中毒症状外，还可表现为疼痛、肿胀、积液、僵硬、腕管综合征等。骨结核影像学表现多样，以溶骨性病变多见，其轮廓可清晰可不规则，常被一层骨凝结包围（图3-2-28）。对于有流行病学特点、合并相关症状、考虑骨结核诊断的患者，需尽早行相关实验室及影像学检查协助诊断，及时启动治疗。

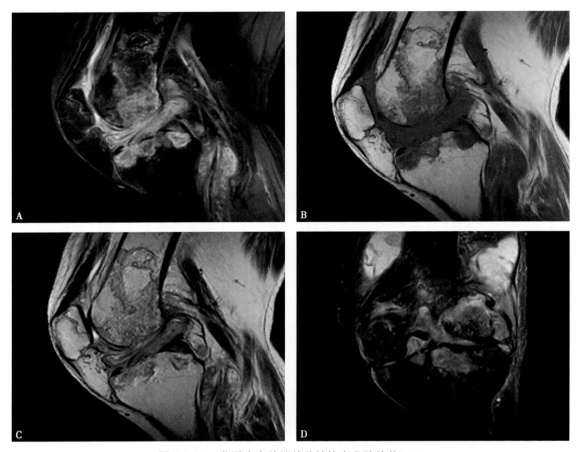

图 3-2-28　艾滋病合并膝关节结核患者膝关节 MRI

A. 膝关节矢状位 T_2WI 像；B、C. 膝关节矢状位 T_1WI 像；D. 膝关节冠状位 T_2WI 像

A～D 示：左侧膝关节构成骨多发虫蚀状骨质破坏，并可见死骨形成，关节软骨不连续，关节间隙狭窄，内、外侧半月板信号增高；前后交叉韧带、侧副韧带、腘肌腱、腘腓韧带、股二头肌腱等结构增粗、肿胀，信号增高；左侧膝关节周围肌间隙及关节囊可见积液信号；腘窝多发肿大淋巴结

　　泌尿生殖系统结核是第二常见的肺外结核，占 30%～40%，其中三分之二同时患有艾滋病。2%～20% 的患者以肺为起点，通过血行播散至肾脏、前列腺和附睾；通过下行到达输尿管、膀胱、尿道；并通过射精管到达生殖器官。临床表现多为尿急、尿频、夜尿等，也可表现为血尿和腰痛。影像学检查对该疾病的诊断敏感性高达 91.4%，可通过静脉尿路造影和腹部 CT 协助诊断。

　　腹部结核占肺外结核的 11%，最常累及回盲部，受累部位依次为升结肠、空肠、阑尾、十二指肠、胃、食道、乙状结肠和直肠（图 3-2-29，图 3-2-30）。感染途径有以下三种：①通过吞噬含结核杆菌的痰；②通过血行或淋巴结传播；③通过输卵管直接传播至腹膜。约 15% 的腹部结核患者需进行手术治疗，其中一半为急诊手术。

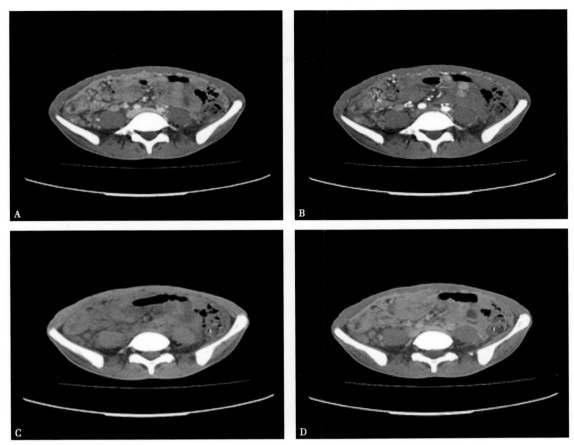

图 3-2-29　艾滋病合并结核性腹膜炎、腹腔淋巴结结核、肠结核患者腹部 CT

A、B. 腹部 CT 平扫：腹膜稍增厚，扫描层面少量腹腔积液，肝脏、脾脏增大，肝脏 CT 值普遍下降，腹腔内及腹膜后可见增多小结节状软组织影，肠管聚拢，走行不规则，肠间隙模糊，肠系膜密度增高；C、D. 腹部 CT 增强扫描：腹腔及腹膜后结节影呈边缘强化或均匀强化

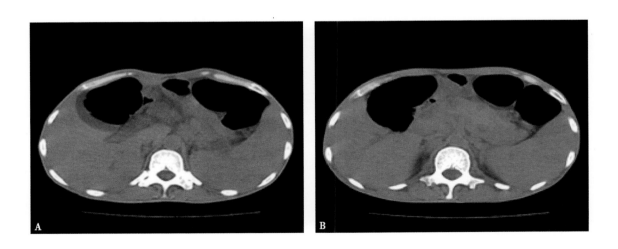

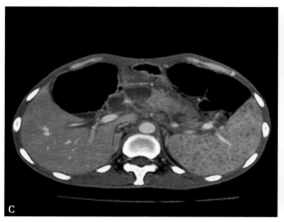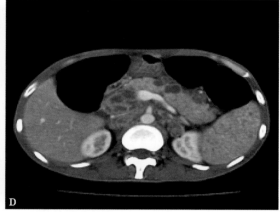

图 3-2-30　艾滋病合并脾结核患者腹部 CT

A～D. 腹部 CT：扫描层面脾脏增大，密度不均，可见粟粒结节状稍低密度区，增强扫描未见强化

　　综上所述，结核相关眼外表现发病率较高，对世界公共卫生是一个极大的挑战。因此，正确认识结核病，对早期诊断、有效治疗、降低病死率等都有至关重要的作用。

（吕圣秀　曾妍著）

第三节　真　菌　感　染

一、真菌性眼内炎

　　真菌性眼内炎是常见的致盲性眼病之一。多见于免疫力低下，如艾滋病、糖尿病、长期口服免疫抑制剂患者。艾滋病合并眼内炎中，真菌性眼内炎占大多数。真菌性眼内炎中，镰孢菌、曲霉菌性内源性眼内炎在 HIV 患者中比较常见。

　　相比细菌性眼内炎而言，真菌性眼内炎起病缓慢，患者的自觉症状轻，眼前节可见前房积脓或大量细胞，玻璃体见黄白色团状混浊，视网膜或视网膜下见白色病灶。

病例 1

　　患者男，43 岁。

　　主诉：左眼视力下降 2 个月。

　　病史：3 天前发现 HIV 抗体（＋），梅毒（＋），未行全身治疗。

　　眼部检查：矫正视力右眼 0.8，左眼手动 / 眼前，眼压正常，右眼前后节未见明显异常。左眼混合充血，角膜水肿，后弹力层皱褶，KP（＋），前房鼻侧可见积血，瞳孔欠圆，虹膜粘连，虹膜可见新生血管，晶状体混浊，眼底不入（图 3-3-1）。

　　辅助检查：HIV 抗体阳性，HIV 病毒载量 $>1.0×10^7$copies/mL，$CD4^+$T 淋巴细胞 187cells/μL，TPPA（＋），TRUST 1∶256。左眼房水检测结果：EBV-DNA $2.31×10^4$/mL；真菌（＋）：真菌（1-3）-β-D

葡聚糖：1 390.4pg/mL；革兰氏阴性菌脂多糖(+)：2.5EU/mL；IL-6：319 185.8pg/mL。

诊断：①左眼葡萄膜炎；②获得性免疫缺陷综合征；③梅毒。

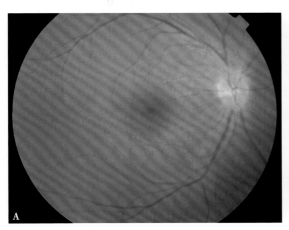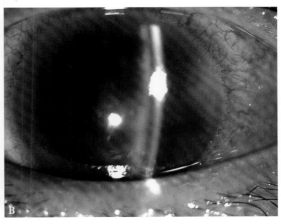

图 3-3-1　AIDS 合并眼内炎患者彩像

A. 右眼底大致正常；B. 左眼混合充血，角膜水肿，后弹力层皱褶，KP(+)，前房鼻侧可见积血，瞳孔欠圆，虹膜粘连，可见新生血管，晶状体混浊

治疗：患者因全身情况差，未行玻璃体腔注药及全身治疗。

2 周后，左眼球穿孔。

眼部检查：矫正视力右眼 0.8，左眼手动 / 眼前，右眼同前，左眼混合充血，角膜水肿，颞上巩膜可见融解破溃，黄白色分泌物嵌顿，前房颞侧可见黄白色渗出，瞳孔欠圆，虹膜粘连，虹膜可见新生血管，晶状体混浊，眼底不入（图 3-3-2）。

病理结果：左眼白色念珠菌感染，左眼 EB 病毒感染。

诊断：①左眼真菌性眼内炎；②获得性免疫缺陷综合征；③梅毒。

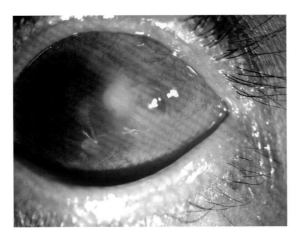

图 3-3-2　图 3-3-1 患者 2 周后外眼图

左眼混合充血，角膜水肿，颞上巩膜可见融解破溃，黄白色分泌物嵌顿，前房颞侧可见黄白色渗出，瞳孔欠圆，虹膜粘连，虹膜可见新生血管，晶状体混浊

分析：艾滋病患者免疫力低下，常合并多种感染，病情复杂，表现不典型，且患者因种种原因就诊延迟，不遵医嘱，治疗困难，预后差。

AIDS 患者，尤其是 CD4$^+$T 淋巴细胞低的患者，往往同时合并眼部及全身的多种微生物感染，病情复杂多变，治疗棘手。很多外地患者，辗转来到北京后，已经无光感或眼球穿孔。

（王胜男　韩　宁）

二、隐球菌感染

隐球菌属是一种腐生性真菌，带菌的鸽粪和土壤是隐球菌病的主要传染源。艾滋病合并隐球菌病可发生在患者的各个器官及系统，如隐球菌性脑膜炎、肺部隐球菌病、眼部隐球菌病等。因累及的部位不同而有不同的临床表现，累及多种部位的播散性隐球菌病在艾滋病人群也较为常见。

（一）获得性免疫缺陷综合征合并隐球菌性脑膜炎的眼部表现

隐球菌性脑膜炎是获得性免疫缺陷综合征最常见的中枢神经系统感染之一，也是 AIDS 常见死亡原因。随着目前 AIDS 患者的增加，隐球菌性脑膜炎发病也呈上升趋势，全球每年约 100 万新发病例，60 万死亡病例。目前已知存在的隐球菌大约有 30 种，AIDS 患者最常见的致病菌为新型隐球菌，其分布广泛，主要存在于土壤和鸽子等鸟类的粪便中，是一种条件致病菌，当宿主免疫力下降时会致病。AIDS 患者中最常见的表现为隐球菌性脑膜炎。

隐球菌性脑膜炎最常见临床表现为发热、渐进性头痛、精神和神经症状（精神错乱、易激动、定向力障碍、行为改变、嗜睡等）。该疾病可在数天或数周内引起高颅压，从而出现头痛、恶心、呕吐、视乳头水肿，病情进展可能出现脑神经麻痹（表现为听觉异常、眼球运动障碍等）和癫痫。隐球菌性脑膜炎可伴随多种眼部并发症，其可以间接损害视神经和其他脑神经，也可以直接侵犯视路，引起如视乳头水肿、视神经炎、球后视神经炎、多灶性脉络膜炎、眼外肌麻痹等。眼外肌麻痹多表现为展神经麻痹，即颅内压力增高压迫展神经（Ⅳ脑神经），有研究发现还有少数患者会发生第Ⅲ、Ⅴ、Ⅶ对脑神经麻痹。

诊断：隐球菌性脑膜炎的诊断目前主要是病原学检查和抗原检测。

病原学检查：①墨汁染色，脑脊液直接涂片墨汁染色，简便易行，快速诊断，但敏感性低（42%～86%），且存在一定假阳性；②脑脊液真菌培养，脑脊液真菌培养被认为是诊断的金标准。但由于培养的周期太长，有可能延误诊断。

抗原检测：目前认为抗原检测敏感性优于墨汁染色。因此在临床中作为筛查诊断隐球菌感染的常用手段。

治疗：诱导期首选两性霉素 B[0.7～1.0mg/（kg·d）]联合氟胞嘧啶[100mg/（kg·d）]，疗程在 4 周以上，病情稳定后改用氟康唑（600～800mg/d）治疗。颅压升高者需要积极降压治疗，药物脱水联合脑脊液引流降颅压。

1. AIDS 合并隐球菌性脑膜炎所致视乳头水肿　颅压升高是隐球菌性脑膜炎最常见的临床表现。视乳头水肿由颅压升高所致，为隐球菌性脑膜炎在眼部最常见的并发症。隐球菌性脑膜炎是一种慢性肉芽肿性脑膜炎，其多表现为弥漫性淋巴细胞性脑膜炎，真菌细胞及夹膜多糖累积使脑脊液的黏度增高，形成微生物栓子，阻碍了蛛网膜颗粒和淋巴管对脑脊液的吸收，从而导致脑脊液压力升高，引起视乳头水肿。视乳头水肿早期视力多正常，可有一过性短暂的持续数秒视物模糊或闪光感，若水肿持续时间太久时，便会引起缓慢进行性视力下降。视乳头水肿的眼底表现，视盘特征：①视盘边界模糊；②视盘隆起；③视杯消失；④视网膜和 / 或脉络膜皱褶；⑤视盘旁 RNFL 水肿。血管特征：①视盘旁及血管弓静脉扩张迂曲；②硬性渗出或棉绒斑；③视盘旁出血；④视盘充血；⑤静脉搏动征。视乳头水肿通常隆起明显（多大于 3D），可伴或不伴视盘旁出血，部分有 Paton 线。

病例 2

患者，男性，25 岁。

主诉：双眼眼前黑影 1 周。

既往史：发现 HIV 阳性 3 个月，2 个月前行 ART 治疗。

眼科检查：视力右 0.5，左 0.4，双眼前节未见异常。眼底：双眼视盘边界模糊，充血（图 3-3-3）。

辅助检查：HIV 抗体（+），CD4$^+$T 淋巴细胞 5cells/μL。脑脊液检查：测颅压 >330mmH$_2$O，WBC 20cells/μL，隐球菌抗原（+），墨汁染色（+），抗酸染色（-），血隐球菌抗原（+）。

诊断：①双眼视乳头水肿；②隐球菌性脑膜炎；③获得性免疫缺陷综合征。

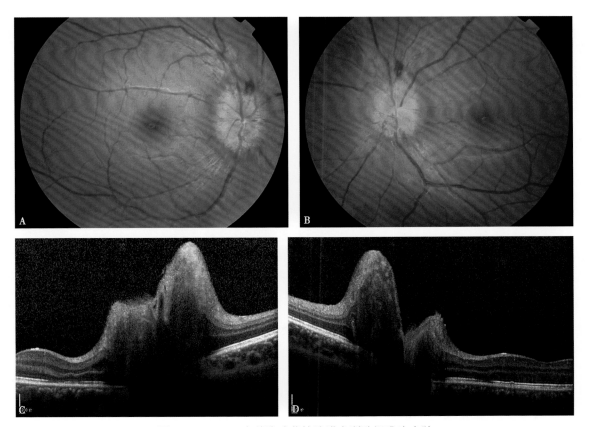

图 3-3-3 AIDS 合并隐球菌性脑膜炎所致视乳头水肿

A、B. 示患者双眼眼底彩像：双眼视盘充血，边界模糊，视盘旁可见少量出血，静脉充盈，右眼视盘颞侧可见 Paton 线；C、D. OCT 示：双眼视乳头水肿

类似 AIDS 合并隐球菌性脑膜炎所致视乳头水肿患者眼底图如图 3-3-4、图 3-3-5。

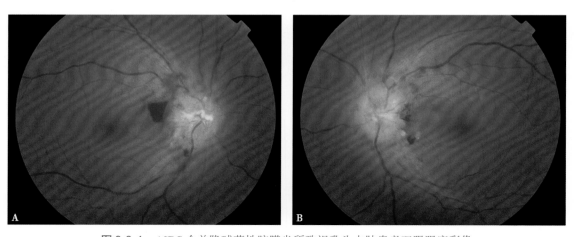

图 3-3-4 AIDS 合并隐球菌性脑膜炎所致视乳头水肿患者双眼眼底彩像

A、B. 示双眼除视盘充血，边界模糊，视盘旁可见少量出血，静脉充盈，还可见视盘处棉绒斑，右视盘旁可见少量视网膜前出血，左眼视盘颞侧可见 Paton 线

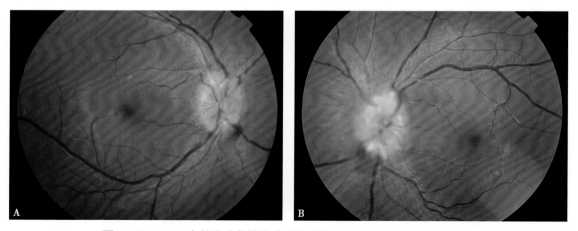

图 3-3-5 AIDS 合并隐球菌性脑膜炎所致视乳头水肿患者双眼眼底彩像

A、B. 示双眼视盘充血，边界模糊，视盘旁可见少量出血，静脉充盈，左眼可见视盘明显隆起

2. AIDS 合并隐球菌性脑膜炎所致视神经炎 新型隐球菌可以直接侵袭视神经引起视神经炎，临床表现为快速的视力下降。

病例 3

患者，男性，26 岁。

主诉：发热、头痛 2 周，双眼突然视力下降伴听力下降 3 天。

既往史：发现 HIV 抗体阳性 3 个月，未行 ART 治疗。

眼科查体：视力右眼 0.25，左眼 0.25，双眼前节未见异常。眼底：双眼视盘边界模糊、充血（图 3-3-6）。视野：上下方可见片状视野缺损。

辅助检查：HIV 抗体（+），CD4$^+$T 淋巴细胞 30cells/μL。脑脊液检查：测颅压 240mmH$_2$O，隐球菌抗原（+），墨汁染色（+），抗酸染色（−），血隐球菌抗原（+）。

诊断：①双眼视神经炎；②隐球菌性脑膜炎；③获得性免疫缺陷综合征。

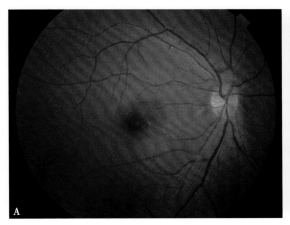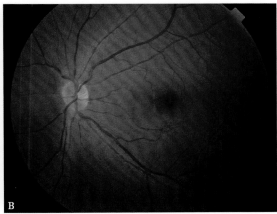

图 3-3-6 AIDS 合并隐球菌性脑膜炎所致视神经炎患者双眼眼底彩像
双眼视盘充血，边界模糊

分析：患者双眼迅速视力下降伴听力下降，为隐球菌侵犯脑神经（视神经及听神经引起），眼底视盘充血，边界模糊，为视神经炎表现。

3. AIDS 合并隐球菌性脑膜炎所致球后视神经炎

病例 4

患者，男性，62 岁。

主诉：发热、头痛、呕吐 12 天，突然双眼视力下降伴双眼复视 5 天。

既往史：发现 HIV 阳性 2 天，未行 ART 治疗。

眼部检查：视力右眼 0.1，左眼 0.1，双眼内斜，外转受限，双眼前节未见异常。眼底：双眼视盘边界清（图 3-3-7）。视野：视野缺损。

辅助检查：HIV 抗体（+），CD4$^+$T 淋巴细胞 4cells/μL。脑脊液检查：测颅压 > 330mmH$_2$O，隐球菌抗原（+），墨汁染色（+），抗酸染色（−），血隐球菌抗原（+）。

诊断：①双眼球后视神经炎；②双眼展神经麻痹；③隐球菌性脑膜炎；④获得性免疫缺陷综合征。

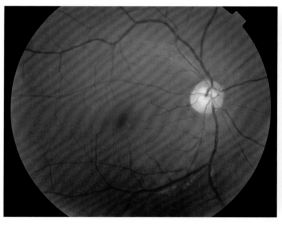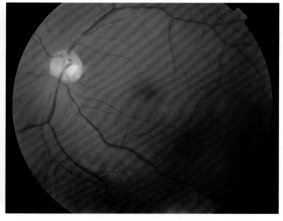

图 3-3-7　AIDS 合并隐球菌性脑膜炎致球后视神经炎患者双眼眼底彩像
患者突然视力下降,眼底未见明显异常

分析:新型隐球菌可以直接侵犯视神经、视交叉和视束,本例患者眼底无明显异常,不除外为隐球菌侵犯球后视神经、视交叉或视束等所致。临床表现为快速视力下降。

4. AIDS 合并隐球菌性脑膜炎所致视神经萎缩

病例 5

患者,男性,32 岁。

主诉:头痛伴意识障碍 1 个月余,视物模糊伴听力下降 1 个月。

既往史:发现 HIV 阳性 2 年,5 个月前行 ART 治疗。

眼部检查:视力、双眼前节未见异常,眼底双眼视盘边界清,蜡黄色,视盘旁视网膜血管狭窄,可见血管白鞘(图 3-3-8)。

辅助检查:HIV 抗体(+),CD4$^+$T 淋巴细胞 70cells/μL。脑脊液检查:测颅压>330mmH$_2$O,隐球菌抗原(+),墨汁染色(−),抗酸染色(−),血隐球菌抗原(+)。

诊断:①双眼视神经萎缩;②隐球菌性脑膜炎;③获得性免疫缺陷综合征。

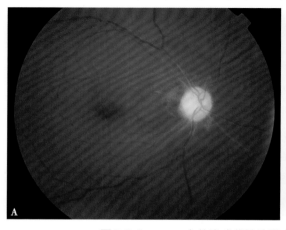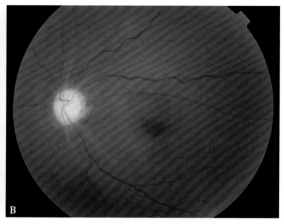

图 3-3-8　AIDS 合并隐球菌性脑膜炎所致视神经萎缩患者双眼眼底彩像
双眼视盘边界清,蜡黄色,视盘旁视网膜血管狭窄,可见血管白鞘

5. AIDS 合并隐球菌性脑膜炎所致多灶性脉络膜炎 多灶性脉络膜炎是隐球菌性脑膜炎的眼部并发症之一，新型隐球菌通常通过血行播散到脉络膜血管而感染脉络膜。表现为散在的分布于后极，大小约为 0.2～1.5DD 的黄白色脉络膜病变。

病例 6

患者，男性，57 岁。

主诉：发热、头痛 9 个月余，加重伴视物模糊 1 个月。

既往史：发现 HIV 阳性 1 个月。未行 ART 治疗。

眼部检查：视力双眼眼前指数，双眼前节未见异常。眼底：双眼视盘边界清，可见视网膜下多发圆形或类圆形黄白色病灶（图 3-3-9）。

辅助检查：HIV 抗体（+），CD4$^+$T 淋巴细胞 8cells/μL。脑脊液检查：测颅压＞330mmH$_2$O，隐球菌抗原（+），墨汁染色（+），抗酸染色（−），血隐球菌抗原（+）。

诊断：①双眼多灶性脉络膜炎；②隐球菌性脑膜炎；③获得性免疫缺陷综合征。

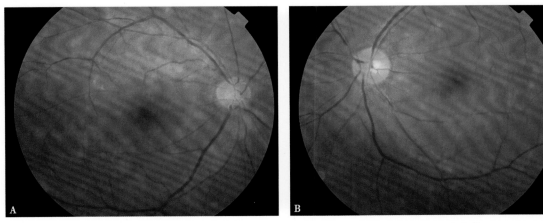

图 3-3-9 AIDS 合并隐球菌性脑膜炎所致多灶性脉络膜炎患者双眼眼底彩像
视网膜下多发圆形或类圆形黄白色病灶

6. AIDS 合并隐球菌性脑膜炎免疫重建炎症综合征 免疫重建炎症综合征（immune reconstitution inflammatory syndrome，IRIS）是 ART 治疗后的一个潜在并发症，是在免疫重建过程中对于条件致病菌的一种免疫炎症反应。最常见的致病原为 CMV 和结核分枝杆菌，此外还有隐球菌、乙肝及丙肝病毒。有报道认为，大约 30% 隐球菌性脑膜炎的 HIV 患者经过 ART 治疗后可发生 IRIS。少数患者在 ART 治疗后出现视乳头水肿并伴有视盘周围致密视网膜出血，应高度警惕 AIDS 合并隐球菌性脑膜炎发生 IRIS。

病例 7

患者，男性，35 岁。

现病史：主因"头痛 10 天，加重伴意识不清 3 天"入院。行腰穿测颅压大于 330mmH$_2$O，墨汁染色可见新型隐球菌，脑脊液抗酸染色阴性，脑脊液隐球菌抗原（++++）。入院诊断：艾滋病，隐球菌性脑膜炎。予以脱水降颅压、抗真菌，入院后 17 天，启动 ART 治疗。入院后 50 天（ART 后第 33 天），视物模糊明显加重，眼科就诊。

眼部检查：视力双眼 0.2，前节未见异常。散瞳眼底：双眼视盘边界模糊，高度隆起，视盘旁可见大量致密火焰状出血，黄斑区鼻侧可见星芒状渗出（图 3-3-10）。

辅助检查：CD4$^+$T 淋巴细胞计数 61cells/μL，HIV 病毒载量 124 122copies/mL。视野检查：双眼生理盲点扩大。

诊断：①双眼视乳头水肿；②隐球菌性脑膜炎，免疫重建炎症综合征可能性大；③获得性免疫缺陷综合征。

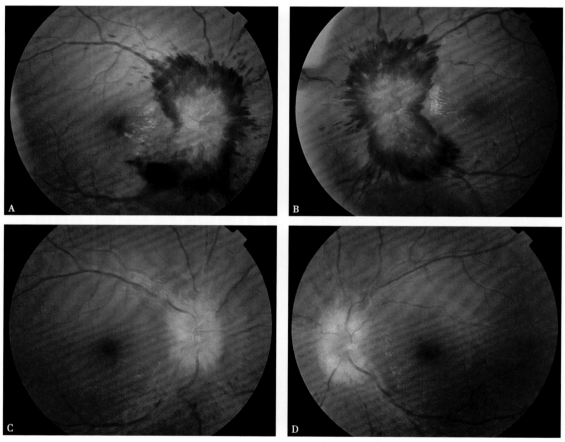

图 3-3-10 AIDS 合并隐球菌性脑膜炎免疫重建炎症综合征患者眼底彩像

A、B. 示患者 ART 治疗 1 个月后第一次就诊，双眼视乳头明显水肿，伴视盘旁大量致密火焰状出血；C、D. 示患者治疗 4 个月后复诊眼底像，双眼视盘边界模糊，隆起明显减轻，出血已吸收

（毛菲菲 许雪静）

（二）获得性免疫缺陷综合征合并隐球菌性脑膜炎的神经系统表现

由于隐球菌的嗜中枢神经系统性，隐球菌性脑膜炎是其最常见的表现形式。症状包括头痛、发热、恶心呕吐、脑神经病变、意识改变、记忆力减退和脑膜刺激征等。隐球菌感染影像

学表现为血管周围间隙扩大、胶样假囊、结节状肉芽肿、局限性脑水肿、脑积水、脑萎缩、脑膜强化(图 3-3-11)。隐球菌性脑膜炎或含脑膜炎的播散型隐球菌病的治疗分为诱导期、巩固期和维持期三个阶段。诱导期的首选方案为两性霉素 B 脱氧胆酸盐 + 5- 氟胞嘧啶,疗程至少 2 周;巩固期首选方案为氟康唑,疗程不少于 8 周;维持期首选氟康唑,疗程要求一年或以上。

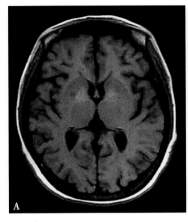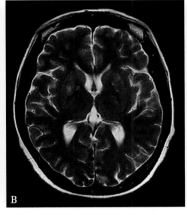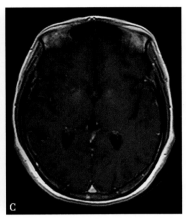

图 3-3-11 隐球菌性脑膜炎的 MRI 像

A. T_1 双侧颅内散在等 / 低信号影;B. T_2 双侧颅内散在等 / 高信号影;C. 增强后信号强化,以基底节区强化明显,血管周围间隙扩大

提示: 该患者为艾滋病晚期,免疫功能明显降低。诊断为隐球菌性脑膜炎后,应立即开始抗真菌治疗,但是 ART 需延迟。

(三)肺部隐球菌病

虽然隐球菌感染的常见途径是吸入,但有症状的肺部感染并不常见。肺隐球菌病的临床表现症状轻重不等,从无症状定植到急性呼吸窘迫综合征都可出现。胸部 CT 通常表现为孤立空洞性肺结节、双肺弥漫性肺炎、胸腔积液等(图 3-3-12)。对于病灶孤立的轻中度肺隐球菌病,推荐治疗方案为口服氟康唑 6mg/(kg·d),疗程 1 年。若患者伴有严重的呼吸系统症状及全身症状,肺部影像学见弥漫性浸润,则治疗方案与隐球菌性脑膜炎相同。

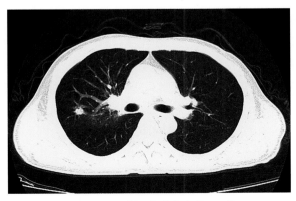

图 3-3-12 肺部隐球菌病的 CT 像
单个结节影及双肺弥漫性纹理增粗

提示：针对肺部隐球菌病，确诊主要依据肺穿刺活检病理检查；治疗上大多推荐氟康唑6mg/（kg·d）进行抗真菌治疗，必要时还可手术切除病灶。

艾滋病合并隐球菌病患者病情较重，死亡率高，治疗时建议强力有效的抗真菌治疗方案。治疗过程中 ART 启动时机不佳还可能发生 IRIS 进而增加死亡率。

（鲁雁秋　许晓蕾）

三、耶氏肺孢子菌感染

耶氏肺孢子菌（pneumocystis carinii）过去被认为属于原虫（寄生虫），现在根据其超微结构和对肺囊虫核糖体 RNA 种系发育分析认为：耶氏肺孢子菌属真菌类。它广泛存在于人类和某些哺乳类动物的肺组织中。由其造成的隐性或潜在性感染相当多见，多发生于免疫功能低下的人群中，包括艾滋病患者、器官移植者、接受放化疗者、肿瘤患者等，健康人感染后一般不发病。

（一）AIDS 合并耶氏肺孢子菌眼部表现

肺孢子菌肺炎（pneumocystis pneumonia，PCP）是由耶氏肺孢子菌引起的呼吸系统真菌感染性疾病，是发达国家 AIDS 患者最常见的全身机会性感染。眼部耶氏肺孢子菌感染的发生率＜1%，一旦发生耶氏肺孢子菌性脉络膜炎，则提示患者耶氏肺孢子菌感染已经全身播散，患者免疫力极低。临床上耶氏肺孢子菌性脉络膜炎进展缓慢，视力下降不明显，典型表现为稀疏的多灶性深在均匀黄色至橙色卵形脉络膜后部病变，不伴玻璃体炎症，多侵犯双眼，无视力丧失。组织病理学检查可发现囊状或新月形肺囊虫，周围包绕"泡沫样"物质。口服甲氧苄啶（trilaethoprim，TMP）和/或氨苯砜而不采用雾化剂来预防 PCP，可降低脉络膜病变的发病。常规眼底检查可早期发现疾病的播散。

（二）耶氏肺孢子菌感染眼外表现

肺孢子菌生活史分为滋养体，囊前期和包囊期，包囊是重要的诊断形态，也是主要的致病因素。与非艾滋病患者相比，艾滋病合并 PCP 患者潜伏期更长，约 4 周；疾病进展更缓慢，以亚急性起病最为常见，从发烧、干咳进展至呼吸衰竭约 2 周至 2 个月；呼吸衰竭风险更低，死亡率更低。其主要临床表现包括进行性呼吸困难、发热、干咳、胸闷。艾滋病合并 PCP 患者的体征与疾病严重程度往往不成比例。在无其他病原体感染或肿瘤的情况下，常不伴有胸腔积液。肺外疾病较为罕见，但可发生于任何器官（图 3-3-13）。

PCP 对症治疗包括：卧床休息，给予吸氧，改善通气功能，保持水电解质平衡。治疗首选方案为复方磺胺甲噁唑，基本疗程为 21 天。如患者出现明显进行性呼吸困难，可人工辅助呼吸。对于确诊或疑似 PCP 患者，动脉血气分压 PO_2＜70mmHg 或肺泡-动脉氧分压≥35mmHg 时，应在开始 PCP 治疗 72h 内尽早接受糖皮质激素治疗。成功完成 PCP 治疗后，应继续使用复方磺胺甲噁唑进行二级预防。

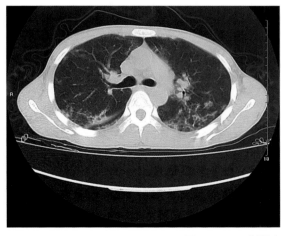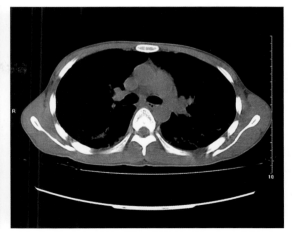

图 3-3-13　艾滋病合并 PCP 胸部 CT 像

双肺可见多发磨玻璃、斑片、网格状密度增高影，边界欠清；心脏及大血管显示形态正常。纵隔内未见增大的淋巴结；双侧未见胸腔积液

提示："磨玻璃影"为 PCP 最具特征性的影像学表现，表现为双肺均匀弥漫性高密度影伴肺透亮度下降，呈磨砂玻璃状，但没有掩盖肺血管的轮廓，其间可见支气管血管束，呈地图状分布。

（陈耀凯　周怡宏）

四、马尔尼菲篮状菌感染

马尔尼菲篮状菌病是由马尔尼菲篮状菌感染所致，局限流行于东南亚以及中国南部。是东南亚地区 AIDS 患者最常见的机会性感染之一。该病好发于免疫功能严重低下的晚期艾滋病患者，误诊率高，即使经过抗真菌治疗，病死率仍可达 30%。马尔尼菲篮状菌为双相型真菌，主要累及单核 - 巨噬细胞系统，常播散全身，病死率高，是一种严重的深部真菌病。

传播途径主要有呼吸道，消化道，外伤等，亦不除外接触孢子污染的土壤而感染。

组织活检真菌培养：红色绒毛样菌落生长，镜检除圆形小孢子外，还有长形、中间分隔、两端钝圆类似腊肠的孢子。

主要累及：肺、肝、淋巴结、扁桃体、皮肤、骨关节、消化道和脾等。其中尤以肺和肝受累最多且严重。眼部病变少见。

临床表现：高热、淋巴结病、体重下降、不适、咳嗽、咯血、疣状皮疹（皮肤黏膜）、肝脾大、腹泻、便血、浆膜腔积液等。多见于 CD4[+]T 淋巴细胞计数 <100cells/μL 的患者。

治疗方案首选为两性霉素 B 诱导治疗 + 伊曲康唑巩固治疗，替代方案为伏立康唑诱导治疗 + 伊曲康唑 / 伏立康唑巩固治疗，不论病情轻重，伊曲康唑不建议被用于诱导期治疗。

（一）艾滋病合并马尔尼菲篮状菌病眼部表现

AIDS 合并马尔尼菲蓝状菌眼病仅见少量个案报道，表现为肉芽肿性前葡萄膜炎，虹膜可见 Busacca 结节。病例 8 为笔者临床见到的 1 例有眼部表现的艾滋病合并马尔尼菲篮状菌病患者。

病例 8

患者女，36 岁，CD4$^+$T 淋巴细胞计数：17cells/μL。

诊断：马尔尼菲青霉病；AIDS；贫血；血小板减少；全身淋巴结炎。

眼部检查：视力双眼 1.0，眼压 15/14mmHg，右眼颞侧结膜见直径约 6mm 的灰白隆起，周围毛细血管扩张（图 3-3-14A），余未见异常。累及其他器官表现见图 3-3-14B～D。

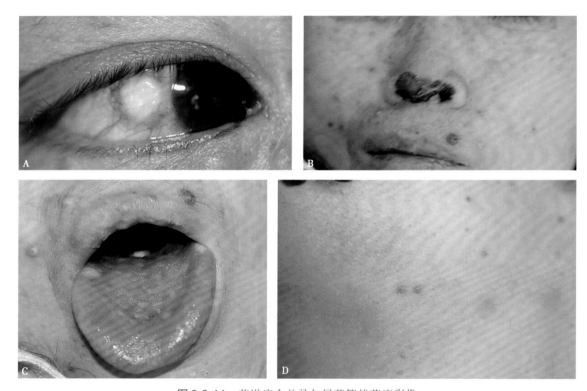

图 3-3-14　艾滋病合并马尔尼菲篮状菌病彩像

A. 右眼颞侧结膜见直径约 6mm 的灰白隆起，周围毛细血管扩张，角膜清，前房中深，瞳孔圆，晶状体清，上下眼睑皮肤见多个隆起红色结节；B. 颜面多发皮肤结节；C. 舌部多发结节；D. 胸部躯干多发红色结节

提示：马尔尼菲青霉病是与地理分布有关的一种机会性感染。播散型马尔尼菲青霉病的临床特征，常成为播散型病例首先引起注意的体征。皮损常见于面部、躯干上部及上肢，皮损种类多样，可出现丘疹、斑丘疹、结节、坏死性丘疹、传染性软疣样丘疹、痤疮、毛囊炎及溃疡等。皮损中容易查到马尔尼菲青霉，对临床诊断很有帮助。

转归：该患者通过皮损检查明确诊断后，全身两性霉素 B：0.5～0.7mg/（kg·d），2 周；然后改为伊曲康唑 200mg 一天两次，治疗 1 周后，结膜病灶消退，未遗留任何痕迹。

（吴　亮　赵红心）

（二）艾滋病合并马尔尼菲篮状菌病的眼外表现

艾滋病合并马尔尼菲篮状菌病可累及皮肤及黏膜，也可累及呼吸系统、消化系统及神经、骨骼系统等。

约 40%～80% 的艾滋病合并马尔尼菲篮状菌病患者出现皮肤损害，典型皮肤病变为脐凹样皮疹，常累及面部、耳部及四肢，偶尔累及生殖器。

约 40%～70% 的艾滋病合并马尔尼菲篮状菌病患者出现呼吸系统受累症状，包括呼吸感染。

约 10%～30% 的患者可出现胃肠道受累症状。常见的消化道症状有腹痛、腹胀、腹泻，部分患者可出现便血或柏油样便。当马尔尼菲篮状菌侵袭肝脏，有发热、腹胀、肝大等临床表现，部分可合并肝功能不全。

艾滋病合并马尔尼菲篮状菌病患者出现累及神经系统的报道较为少见，可表现为精神错乱、激越、抑郁，死亡率较高。我国广西有 1 例类似报道。

马尔尼菲篮状菌病累及骨骼系统非常少见，一旦累及并导致骨融解，可能提示严重的全身性疾病，导致预后差，复发率高。

1. 马尔尼菲篮状菌病合并脐凹样皮疹（图 3-3-15）

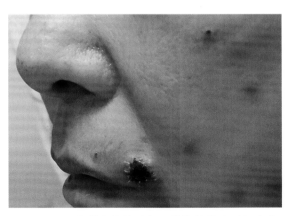

图 3-3-15　艾滋病合并马尔尼菲篮状菌病面部皮疹
皮疹呈脐凹样

提示：马尔尼菲篮状菌病皮肤病变发生率高，脐凹样皮疹是马尔尼菲篮状菌病的特征性表现，具有一定诊断意义。

2. 马尔尼菲篮状菌病合并腹膜后及肠系膜淋巴结肿大（图3-3-16）

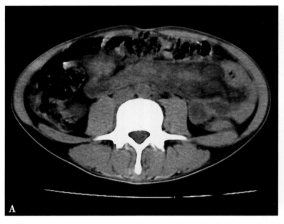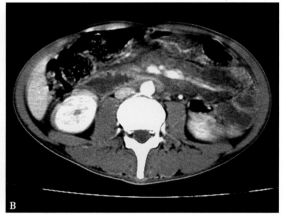

图 3-3-16　艾滋病合并马尔尼菲篮状菌病患者的腹部 CT

A. 为患者腹部 CT 平扫，腹腔内及腹膜后可见增多软组织影，肠管聚拢，走行不规则，肠间隙变窄；B. 为患者腹部 CT 增强，腹腔增多软组织影呈轻度均匀强化，未见环形征象，可见"三明治"征

　　提示："三明治"征，表现为肠系膜前部及背部淋巴结增大，肠系膜血管被肿大淋巴结夹杂包裹。

　　注：马尔尼菲篮状菌病累及神经系统感染，建议延长诱导期治疗时间至4~6周，由于静脉给药即可获得良好疗效，不推荐鞘内给药。马尔尼菲篮状菌病累及骨骼系统的治疗取决于感染的严重程度、治疗效果以及患者的免疫状态。对于顽固性或难治性骨病，如病理性骨折和化脓性骨髓炎，应进行手术和外固定。

（秦圆圆　鲁雁秋）

第四节　弓形虫感染

　　弓形虫感染是世界范围的人畜共患病，弓形虫人群感染率高，我国为7.88%，美国为11%，一些欧洲、拉丁美洲及非洲国家为50%~80%。免疫功能正常的人感染弓形虫后多表现为隐性感染；免疫功能低下者，特别是HIV/AIDS，常引起中枢神经系统感染，甚至全身播散性感染。

一、艾滋病合并弓形虫感染眼部表现

　　在 AIDS 患者中，中枢神经系统是弓形虫的主要感染部位。眼弓形虫病是常见的 AIDS 眼部机会性感染之一，在 AIDS 患者中的发生率为1%~2%，东南亚及次撒哈拉非洲多见，在巴西可高达8.5%。56%患眼弓形虫病的 AIDS 患者同时伴有中枢神经系统弓形虫病。患眼的视网膜、视神经、葡萄膜内可发现弓形虫（组织包囊和/或速殖子）。眼弓形虫病的表现包括视力下降、眼痛和虹膜睫状体炎。急性弓形虫病灶（原发或复发）为局部黄白色坏死性视网膜炎伴严重玻璃体炎。病灶边界呈毛绒状,散在少许出血。如图 3-4-1 所示:患眼玻璃体轻度混浊,视盘界清,色可,黄斑区颞侧见约 1.5DD 圆形陈旧病灶,病灶颞下方见不规则椭圆形黄白病灶伴局部视网膜水肿。

弓形虫所致眼病常伴葡萄膜炎(包括肉芽肿性和非肉芽肿性)。玻璃体、视网膜活检联合抗体滴定或 PCR 检测有助于此病的诊断。

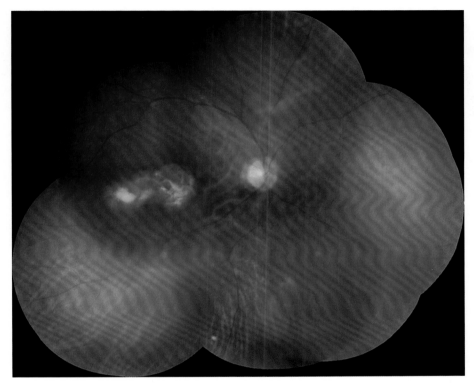

图 3-4-1　艾滋病合并弓形虫感染患者右眼眼底彩像
右眼轻度玻璃体混浊,视盘界清,色可,黄斑区颞侧见约 1.5DD 圆形陈旧病灶,病灶颞下方见不规则椭圆形黄白病灶伴局部视网膜水肿

提示:①眼部表现可能是颅内或播散性弓形虫病的首发症状;②检测眼内液弓形虫抗体、弓形虫抗体 Goldmann-Witmer 系数、眼内液及血清 IgE 有助于该病的诊断。

治疗:乙胺嘧啶和磺胺嘧啶,停药有复发,因而需用药时间长,如不能耐受,可用氢林可霉素。

以下情况可行玻璃体切除手术:①尽管使用了糖皮质激素,但玻璃体内炎症仍比较严重和持续;②存在危及视力的黄斑前膜或牵引。

(陶　勇　孙挥宇)

二、艾滋病合并弓形虫感染眼外表现

弓形虫脑病是艾滋病患者最常见的弓形虫病。即使经过抗弓形虫治疗，AIDS 合并弓形虫脑病患者住院病死率仍高达 29.9%。弓形虫脑病颅脑 MRI 可表现为颅内脑实质的散在斑片状 / 结节状异常信号，增强扫描呈环形强化、结节状强化及靶征改变，如图 3-4-2，图 3-4-3 所示。

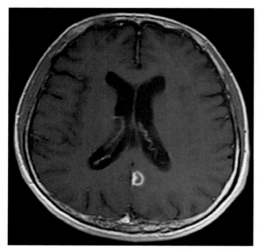

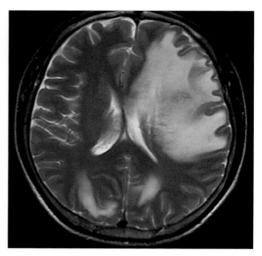

图 3-4-2　艾滋病合并弓形虫脑病环形强化病灶
颅脑 MRI 平扫：双侧额叶、颞叶、顶叶见散在斑片状及结节状异常信号，T_1WI 呈等低信号，T_2WI 边缘高信号，DWI 呈高信号，增强扫描呈环形强化、结节状强化及靶征改变

图 3-4-3　艾滋病合并弓形虫脑病弥漫性脑损害伴水肿
颅脑 MRI 平扫：脑灰白质界限欠清楚，小脑及脑实质内广泛片状、斑片状、结节状异常信号区

提示：诊断弓形虫脑病时，需注意与结核性脑膜脑炎、隐球菌性脑膜脑炎、巨细胞病毒性脑炎、进行性多灶性白质脑病、神经梅毒、颅内肿瘤等神经系统疾病相鉴别。

弓形虫脑病可表现为头痛、发热、局灶性神经系统疾病缺陷、癫痫发作等。若不及时治疗，AIDS/TE（弓形虫脑病）可进展为癫痫发作、昏迷和死亡。AIDS 人群中，其病变在影像学上呈境界清晰的环形强化，伴或不伴周围水肿，常为低密度或等密度，增强扫描后可出现靶样强化。

弓形虫复杂的免疫逃逸机制使其能在机体中长期存在，引起慢性或长期潜伏感染。若宿主的免疫系统保持完整，则病原体在脑组织中形成的缓殖子将在宿主整个生命中保持休眠状态，呈无症状表型。一旦宿主免疫系统功能受损，缓殖子可通过未知的激活机制再次活跃恢复到速殖子阶段，速殖子迅速释放并进入脑组织，从而引发急性感染，这也是艾滋病患者等免疫功能缺陷者常合并 TE（弓形虫脑病）的主要原因之一。

因此，通过正确认识弓形虫脑病，对 AIDS 患者眼外系统病变和全身情况，掌握随诊观察时机，警惕合并其他机会性感染至关重要。

（陈耀凯　李　瑶）

第五节　梅毒螺旋体感染

梅毒是全球流行性疾病，每年 1 200 万新发病例，主要集中在南亚、东南亚和次撒哈拉非洲。近年来我国梅毒增长迅速，成为报告病例数最多的性病。梅毒是慢性系统性性传播疾病，为乙类传染病，由梅毒螺旋体（苍白密螺旋体）所致，显性、隐性梅毒患者都是传染源；可通过性传播，母婴传播，血液传播，接触（亲吻），污染的衣物等传播。

梅毒是 HIV 阳性患者常见合并症，国外报道 HIV 合并梅毒的发病率 5.8%～26.7%；国内报道 HIV 合并梅毒发病率 12.6%～52%。

一、梅毒相关眼病

（一）梅毒相关眼病概论

梅毒螺旋体感染人体后，数小时内可以播散全身包括眼部；5%～8% 的梅毒患者会产生眼部症状；获得性梅毒、先天性梅毒皆可累及眼部致病。梅毒眼病可见于梅毒的各个阶段，但常见于二期和三期梅毒，但也可发生在梅毒感染后 10 年或以后。梅毒可侵犯眼球前后节引起包括角膜、巩膜、虹膜、脉络膜、视网膜及视神经等多部位疾病，常双眼受累，对患者视力损害严重。梅毒是最伟大的模仿者，眼部表现多种多样，梅毒性葡萄膜炎可见玻璃体内黄白色混浊病灶，可表现为反复发作的葡萄膜炎，玻璃体混浊，如图 3-5-1；易被误诊为各种病变。如图 3-5-2 的患者曾误诊为眼底出血，黄斑变性；可表现为视神经病变，如图 3-5-3。

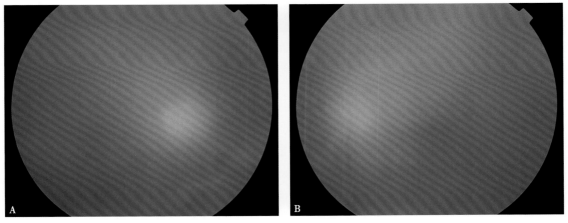

图 3-5-1　AIDS 合并梅毒患者双眼底彩像
A、B. 双眼玻璃体混浊，眼底不清，隐见视盘

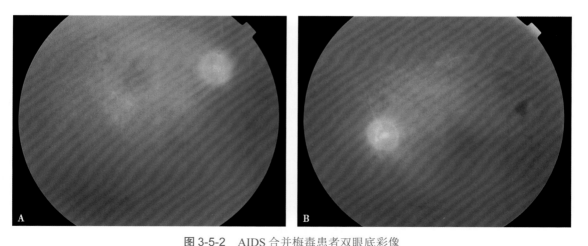

图 3-5-2 AIDS 合并梅毒患者双眼底彩像
A、B. 双眼玻璃体混浊,视盘界清,左侧略淡,血管细,呈白线,后极部见黄白陈旧病灶,色素沉着及小片状出血

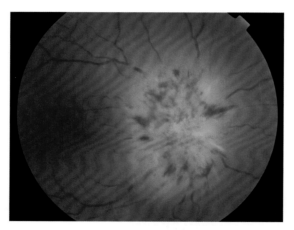

图 3-5-3 AIDS 合并梅毒患者眼底彩像
梅毒性视神经病变视盘水肿,盘周出血,边界不清

诊断：

由于眼部梅毒临床表现复杂多样,常不典型或无症状,诊断还未有"金标准",目前主要基于病史、临床表现、影像学检查、梅毒血清学检查和脑脊液中单核细胞数增多、蛋白升高等多因素联合诊断。

血清学：梅毒感染后产生两种抗体——非特异反应性抗体与特异性抗梅毒螺旋体抗体。非梅毒螺旋体抗原血清试验——性病研究实验室试验(VDRL),快速血浆反应素试验(RPR),梅毒甲苯胺红不加热血清试验(TRUST),定量,判断活动性及治疗反应。梅毒螺旋体抗原血清试验——荧光梅毒螺旋抗体吸附试验(FTA-ABS),梅毒螺旋体血凝试验(TPPA),特异性高,感染个体终身阳性。

血清学检查也可用于脑脊液检查。具有活动性临床表现的眼部梅毒应做脑脊液检查,脑脊液中白细胞数 > 20 个 /μL, VDRL 和 / 或 RPR 阳性可确诊神经梅毒。此外,未经治疗的梅毒患者与病程 > 1 年的感染者均需要进行脑脊液检查。

治疗:

1. 抗生素　具有活动性临床表现的眼部梅毒应该按照神经梅毒治疗方案进行规范足量抗生素治疗。注射青霉素是治疗眼部梅毒的一线用药。

推荐方案为静脉注射水溶性青霉素 G 1 800 万~2 400 万单位 / 日,300 万~400 万单位,6 次 / 日,连续 10~14 天;随后苄星青霉素维持治疗,肌内注射 240 万单位,每周一次,连续 3 周。

对青霉素过敏者选用头孢曲松 2g,1 次 / 日,连续 10~14 天或多西环素 100mg,2 次 / 日,连续 28 天。

非梅毒螺旋体试验滴度下降 4 倍以上被认为是对治疗有反应。

2. 激素　对于梅毒合并视神经炎患者,不能单独采用糖皮质激素治疗。

建议应该在有效抗生素治疗同时联合糖皮质激素口服或局部注射治疗,尤其是对于炎症反应较重,或出现黄斑水肿等并发症时更应辅以糖皮质激素治疗。糖皮质激素使用还可减少梅毒治疗过程中可能出现的吉海反应,即杀灭螺旋体时释放的脂蛋白、细胞因子以及免疫复合物造成的机体超敏反应。吉海反应通常出现在第一次注射后 4~12 小时。

治疗原则

● 梅毒诊断必须明确,未经过确诊不能随便治疗;

● 早期诊断,及时治疗;

● 治疗剂量要足够,疗程必须规则;

● 治疗后严格定期观察随访。

病例 1

患者男,28 岁。

主诉:左眼突然视物模糊 4 天。

现病史:3 天前外院就诊考虑为葡萄膜炎,欲大剂量激素冲击,患者拒绝。

既往史:发现 HIV 阳性 2 年,2 年前 CD4$^+$T 淋巴细胞 700cells/μL。未曾 ART。

眼部检查:矫正视力右眼 1.0,左眼 0.2,右前节(-),左角膜清,KP(+),前房中深,房水闪辉(++),瞳孔圆,晶状体前囊色素沉着。双眼眼底彩像与 OCT 检查见图 3-5-4。

辅助检查:梅毒检测 TPPA(+),TRUST 1:16。

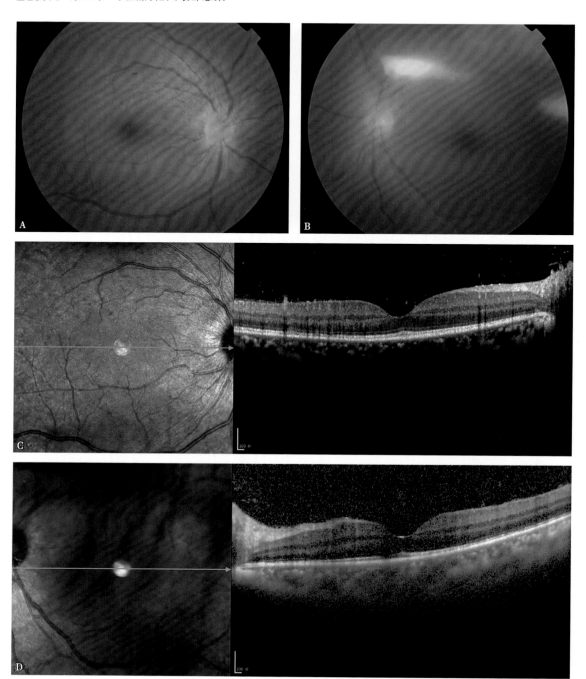

图 3-5-4 AIDS 合并梅毒患者眼底彩像及 OCT 像

A. 右眼底未见异常；B. 左眼玻璃体内见黄白色混浊病灶，视盘略红，黄斑反光不清；C. 右眼 OCT 见玻璃体细胞；D. 左眼 OCT 见玻璃体混浊，椭圆体带破坏

治疗 11 天后，患者矫正视力：右眼 1.0，左眼 1.0。

患者治疗前、治疗 3 天与治疗 11 天的双眼眼底彩像与 OCT 检查见图 3-5-5、图 3-5-6。

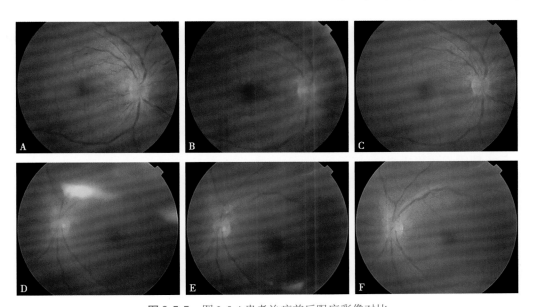

图 3-5-5　图 3-5-4 患者治疗前后眼底彩像对比

A. 右眼治疗前；B. 右眼治疗 3 天；C. 右眼治疗 11 天；D. 左眼治疗前；E. 左眼治疗 3 天；F. 左眼治疗 11 天

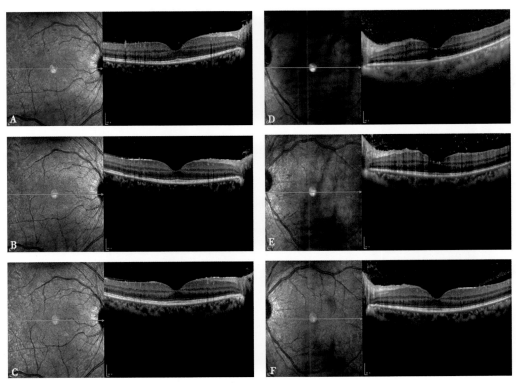

图 3-5-6　图 3-5-4 患者治疗前后眼底 OCT 对比

A. 右眼治疗前；B. 右眼治疗 3 天；C. 右眼治疗 11 天；D. 左眼治疗前；E. 左眼治疗 3 天；F. 左眼治疗 11 天

提示：HIV 合并梅毒葡萄膜炎及时规范治疗效果好。

HIV 合并梅毒眼部病变的临床表现不典型或更凶险；视神经炎/神经视网膜炎常见；且可为 AIDS 患者的首发表现，因此对于反复发作的葡萄膜炎或经常规治疗无效的眼部病变应考虑到梅毒感染的可能；对于确诊梅毒的患者，需同时进行 HIV 的检测。

（毛菲菲　张福杰）

（二）梅毒性葡萄膜炎

葡萄膜炎是梅毒最常见的眼部表现，可以是梅毒在全身的唯一表现或首发表现，也可以是梅毒合并 HIV 感染患者的首发表现。

梅毒性葡萄膜炎的特点：①可单眼或双眼发病；②可为肉芽肿或非肉芽肿炎；③可以是前/中/后/全葡萄膜炎；④可伴有或不伴视神经炎；⑤后节炎症多变，可能误诊多种疾病，如白点综合征、小柳原田综合征（VKH）、视网膜坏死、中心脑浆液性脉络膜视网膜病变、视盘炎等。因此，对于所有葡萄膜炎，所有眼内炎，甚至眼部炎症均需排查梅毒。

急性梅毒性后极部斑片状脉络膜视网膜炎

急性梅毒性后极部斑片状脉络膜视网膜炎（acute syphilitic posterior pole patchy chorioretinitis, ASPPC）是 HIV 合并梅毒患者常见眼部表现，是少数可通过影像学特点来认识的一种梅毒性葡萄膜炎。

ASPPC 的特点：①多见于青壮年，急性双眼显著视力下降。②眼底像，改变轻。后极部累及黄斑的鳞片或弥漫型黄白色病灶。③ OCT：椭圆体层破坏，RPE 层结节，玻璃体内细胞；④影像学特征为眼底像、FFA、ICG、自发荧光检查基本一致的病变范围。

病例 2

患者男，45 岁。

主诉：左眼视力下降 8 天。

病史：AIDS 病史 5 年，ART 5 年。

眼部检查：矫正视力右眼 1.5，左眼指数/眼前，眼压正常，双眼前节（−），眼底如图 3-5-7。

辅助检查：TPPA（+），TRUST 1∶64；HIV 抗体阳性，CD4$^+$T 淋巴细胞计数 423cells/μL。

诊断：①左眼急性梅毒性后极部斑片状脉络膜视网膜炎；②获得性免疫缺陷综合征；③梅毒。

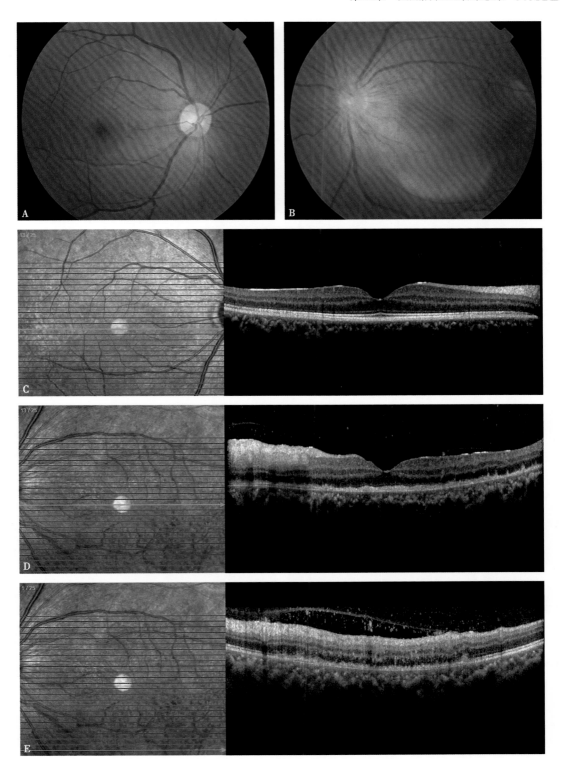

图 3-5-7 AIDS 合并 ASPPC 患者眼底彩像及 OCT 图像

A. 右眼视盘界清，色可，黄斑反光存在；B. 左眼视盘界清，色可，后极部见累及黄斑的弥漫型黄白色病灶；
C. 右眼的 OCT 图像，未见明显异常；D、E. 左眼的 OCT 图像，椭圆体层破坏，RPE 层结节，玻璃体内细胞

ASPPC 的诊断：根据患者视力快速下降的病史，结合眼部影像学改变。①眼底像：改变轻，或见后极部累及黄斑的鳞片或弥漫型黄白色病灶；② OCT：椭圆体层破坏，RPE 层结节，玻璃体内细胞；③影像学特征为眼底像、FFA、ICG、自发荧光检查基本一致的病变范围。做梅毒螺旋体抗原血清试验或非梅毒螺旋体抗原血清试验检测血清中抗心磷脂抗体可明确诊断。

治疗：水溶性青霉素 400 万单位，每 4 小时 1 次，静脉滴注 14 天后，苄星青霉素 240 万单位，肌内注射，每周 1 次，连续 3 周。

病例 3

患者男，50 岁。

主诉：双眼视物模糊 2 周。

眼部检查：矫正视力右眼 0.5，左眼 0.5，眼压正常，双眼前节（-），眼底如图 3-5-8 所示。

辅助检查：TPPA 阳性，TRUST 1∶64。

诊断：①双眼急性梅毒性后极部斑片状脉络膜视网膜炎；②获得性免疫缺陷综合征；③梅毒。

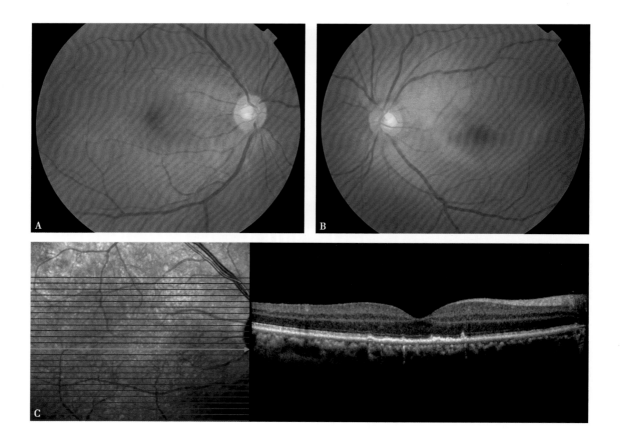

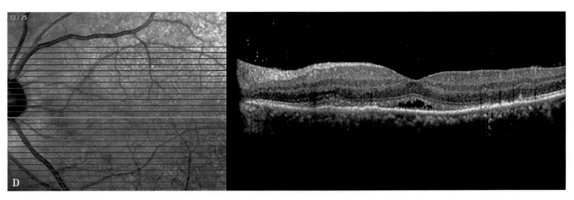

图 3-5-8 AIDS 合并 ASPPC 患者眼底彩像及 OCT 图像

A. 右眼视盘边界清,色可,黄斑区未见明显异常;B. 左眼视盘界清,色可,黄斑区间黄白弧形病灶;C. 右眼 OCT 可见椭圆体带的损害,RPE 结节;D. 左眼 OCT 可见椭圆体带的损害,RPE 结节,玻璃体细胞,黄斑区神经上皮和色素上皮分离

治疗:水溶性青霉素 1 次 /4 小时,400 万单位静脉滴注,14 天。

治疗 2 周后:

眼部检查:矫正视力右眼 1.0,左眼 1.0,眼压正常,双眼前节(-),眼底如图 3-5-9。

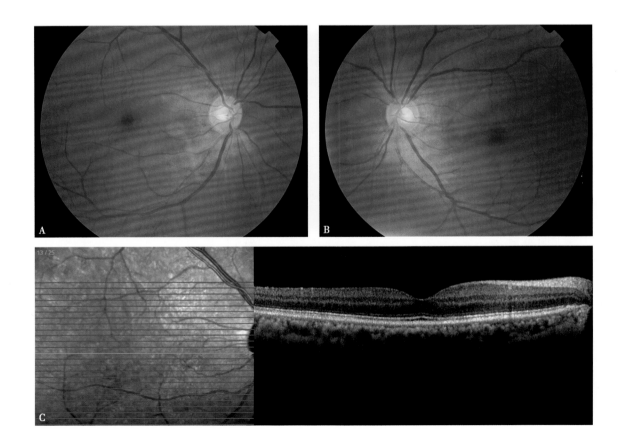

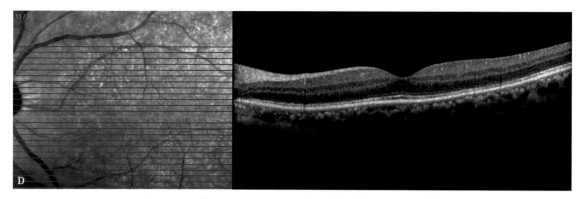

图 3-5-9　图 3-5-8 患者治疗两周后眼底彩像及 OCT 图像
A、B. 治疗 2 周后，双眼底未见异常；C. 右眼治疗后的 OCT 像；D. 左眼治疗后的 OCT 像
双眼的 OCT 像大致正常

提示：梅毒性葡萄膜炎需按照神经梅毒方案进行治疗，早期治疗效果好。

（毛菲菲　赵红心）

（三）梅毒相关视神经病变

梅毒在眼部发病表现形式多样，被称为"伟大的模仿者"。梅毒可以引起角膜炎，巩膜炎，葡萄膜炎，视网膜脉络膜炎，视神经病变等。本章节主要讨论梅毒相关视神经病变。梅毒相关视神经病变可表现为视神经炎、视神经网膜炎、神经周围炎、球后视神经炎及视乳头水肿等。

1. 视神经炎 / 视神经网膜炎　通常伴有快速的视力下降，其体征与非梅毒性视神经炎无差异。表现为盘周少量出血的视盘边界模糊，可累及黄斑。视神经炎可伴有玻璃体或前房的炎症反应，若同时伴视网膜炎叫视神经网膜炎。这在 HIV 阳性的患者中多见。

2. 神经周围炎　表现为视乳头水肿而无炎症表现，无视力丢失。视野可表现为生理盲点扩大或中心暗点。无颅压增高的视乳头水肿伴无明显视力下降归因于视神经膜的炎症，而视神经无明显受累。

3. 球后视神经炎　眼底表现正常，但存在 RAPD 和色觉异常，VEP 的 P100 潜伏期延长。

4. 视乳头水肿　继发于脑膜炎或脑膜脑炎所致的颅内高压，在梅毒患者中较少出现。

HIV 患者神经梅毒发生率较高，且眼部并发症双侧较多，病程更迅速，预后较差。

1. AIDS 合并梅毒所致视神经炎　通常伴有快速的视力下降，其体征与非梅毒性视神经炎无差异。表现为视盘边界模糊伴或不伴盘周少量出血，可累及黄斑。国外研究发现其在神经梅毒中的发病率为 50%。

病例 4

患者,男性,22 岁。

主因"发现抗 HIV 抗体阳性 1 个月,RPR 阳性 2 周"入院。

病史:发现 HIV 阳性 1 个月。未行 ART 治疗。发现 RPR 阳性 2 周。

眼科查体:视力右 0.5,左 0.4,双眼前节未见异常。眼底:双眼视盘边界模糊,充血(图 3-5-10)。

辅助检查:HIV 抗体(+),$CD4^+T$ 淋巴细胞 40cells/μL,TPPA(+),TRUST 1:256。梅毒(脑脊液)TRUST 阴性。

诊断:①双眼梅毒性视神经炎;②梅毒;③获得性免疫缺陷综合征。

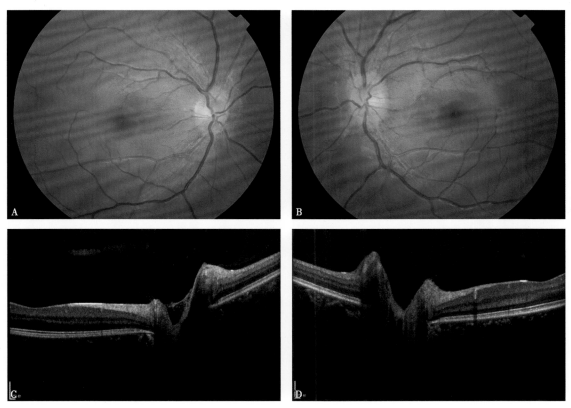

图 3-5-10　AIDS 合并梅毒性视神经炎患者双眼眼底彩像及 OCT 像
A、B. 双眼视盘充血,边界模糊;C、D. OCT 图像见双眼视盘隆起

类似病例图片见图 3-5-11、图 3-5-12。

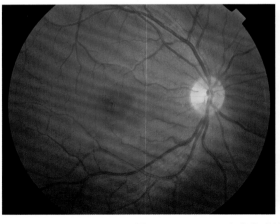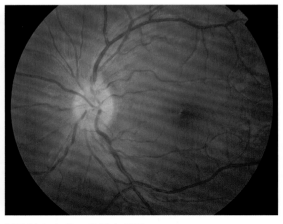

图 3-5-11　AIDS 合并梅毒性视神经炎患者双眼眼底彩像
右眼视盘边界清，充血；左眼视盘边界模糊，充血

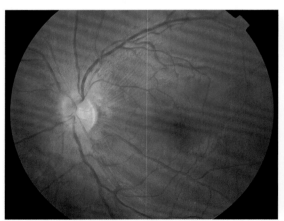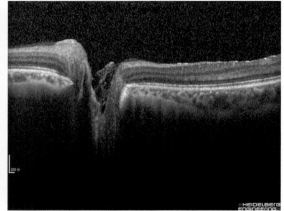

图 3-5-12　AIDS 合并梅毒性视神经炎患者眼底彩像和 OCT 像
左眼视盘充血，边界模糊，上方可见视网膜放射状皱褶

2. AIDS 合并梅毒所致视神经网膜炎　视神经炎伴有视网膜炎叫视神经网膜炎，在 HIV 阳性的患者中多见。

病例 5

患者，男性，29 岁。

主诉：双眼视物模糊 3 周。

现病史：3 周前患者无明显诱因自觉双眼视物模糊，无眼痛。

既往史：发现 HIV 阳性 1 个月。未行 ART 治疗。

眼部检查：视力右 0.02，左 1.0，双眼前节未见异常。眼底：双眼视盘边界模糊，右视网膜后极部颜色污浊，右眼颞上可见有髓神经纤维（图 3-5-13A～D）。

辅助检查：HIV 抗体（+），CD4⁺T 淋巴细胞 189cells/μL，TPPA（+），TRUST 1∶64。OCT：右眼后极部椭圆体带及嵌合带消失，RPE/BM 层呈点状隆起高信号。VEP P100 右眼潜伏期明显延长，振幅降低，左眼振幅降低（图 3-5-13E）。

诊断：①右眼梅毒性视神经网膜炎；②左眼梅毒性视神经炎；③获得性免疫缺陷综合征。

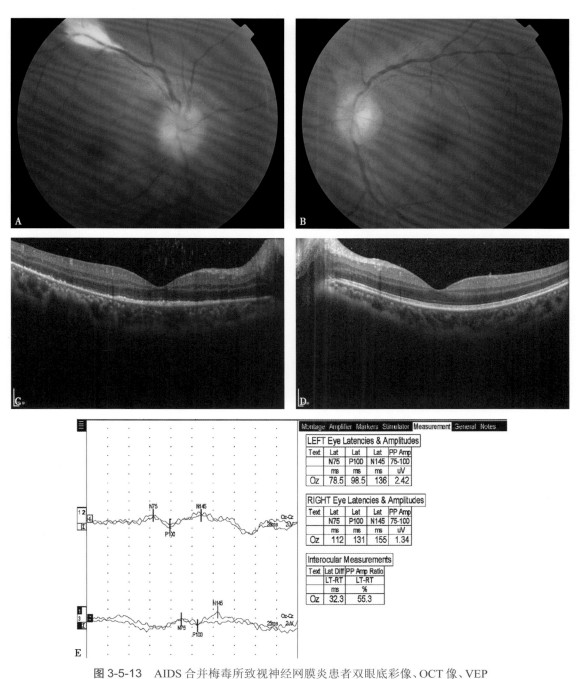

图 3-5-13　AIDS 合并梅毒所致视神经网膜炎患者双眼底彩像、OCT 像、VEP

A、B. 双眼视盘边界模糊，右视网膜后极部颜色污浊，颞上可见有髓神经纤维；C、D. OCT 像；E. 双眼 P100 振幅降低，右眼潜伏期明显延长分析：患者双眼表现不对称，双眼视神经炎，右眼伴视网膜炎，右眼视力明显下降。VEP：双眼 P100 振幅降低，右眼潜伏期明显延长。

类似病例图片见图 3-5-14～图 3-5-16。

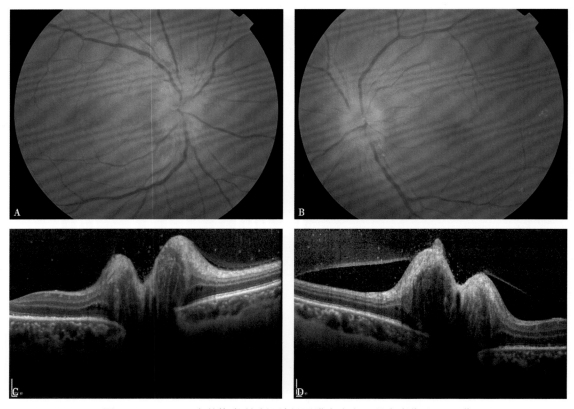

图 3-5-14 AIDS 合并梅毒所致视神经网膜炎患者双眼底彩像及 OCT 像
A、B. 双眼视盘充血，边界模糊；C、D. OCT 上可见视盘隆起，视网膜椭圆体带连续性中断

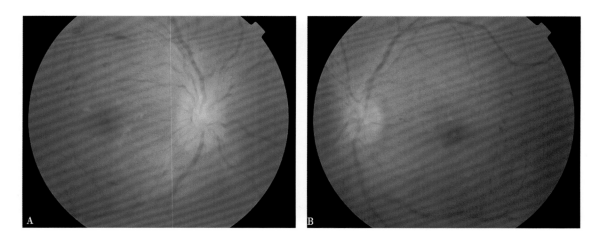

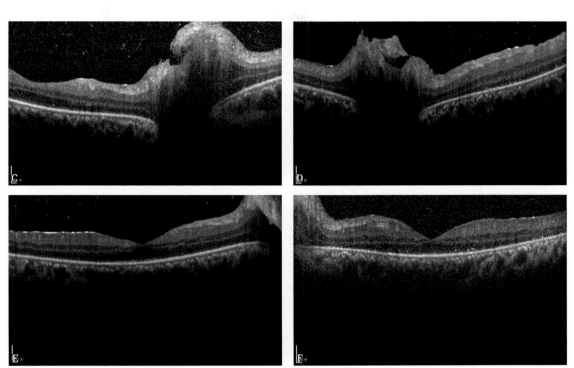

图 3-5-15　AIDS 合并梅毒所致视神经网膜炎患者双眼底彩像及 OCT 像

患者无高血压,糖尿病及其他感染性疾病,A、B. 可见双眼玻璃体混浊,右眼视盘边界模糊,隆起,左眼视盘边界模糊,充血明显,双眼视网膜可见少量视网膜浅层及深层出血;C～F. OCT 上可见视盘隆起,视网膜外界膜、椭圆体带、嵌合带消失

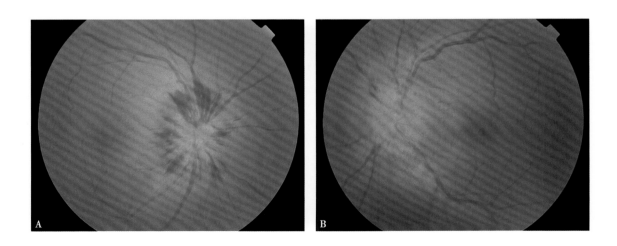

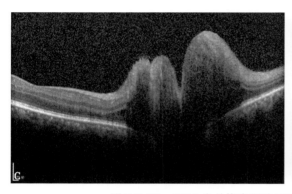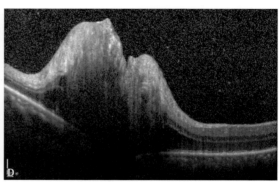

图 3-5-16 AIDS 合并梅毒所致视神经网膜炎患者眼底彩像及 OCT 像

A、B. 右眼视盘边界模糊伴火焰状出血，左眼视盘边界模糊，视盘明显隆起，盘周少量出血；C、D. OCT 示双眼视盘明显隆起，右眼椭圆体带消失，左眼椭圆体带及嵌合带消失，玻璃体腔可见点状高信号

3. AIDS 合并梅毒所致视神经周围炎 炎症累及视神经鞘膜，表现为视盘水肿而无炎症表现，常伴眼痛。视野可表现为生理盲点扩大或中心暗点。无颅压增高的视乳头水肿伴无明显视力下降归因于视神经鞘膜的炎症，而视神经无明显受累。视神经核磁 T_2 加权相表现为"视神经轨道征"。

病例 6

患者，男性，27 岁。

主诉：双眼视物模糊伴眼球转动疼痛 2 周。

现病史：2 周前视物模糊伴眼球转动疼痛，于外院就诊，考虑双眼视乳头水肿，行腰穿检查，颅压 130mmH$_2$O。

既往史：发现 HIV 阳性 7 个月，ART 治疗 7 个月。

眼部检查：双眼视力 0.8，双眼前节未见异常。眼底：双眼视盘边界模糊，明显隆起，盘沿少量出血，视网膜未见出血，渗出（图 3-5-17A～D）。视野：双眼生理盲点扩大。

辅助检查：HIV 抗体（+），CD4$^+$T 淋巴细胞 320cells/μL。入院后行腰穿检查颅压 130mmH$_2$O。梅毒：TPPA（+），TRUST 1∶16。行视神经 MRI 示双眼与球壁相连的视神经鞘膜增粗（图 3-5-17E）。

诊断：①梅毒合并视神经周围炎；②获得性免疫缺陷综合征。

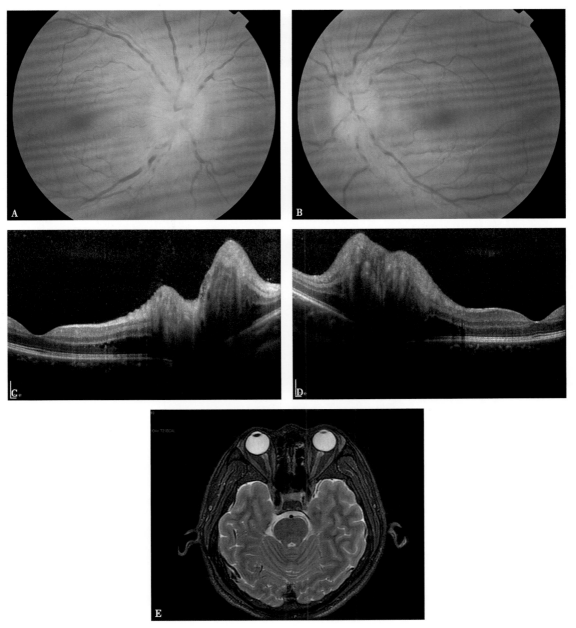

图 3-5-17　AIDS 合并梅毒所致视神经周围炎患者眼底彩像、OCT 像及 MRI 像

A、B. 双眼视盘边界模糊，明显隆起，盘沿少量出血；C、D. OCT 图像示双视乳头水肿；E. 视神经 MRI 示双眼与球壁相连的视神经鞘膜增粗

分析：双眼表现为视乳头水肿，但患者颅压不高，行头颅 MRI 提示双眼与球壁相连的视神经鞘膜增粗。

4. AIDS 合并梅毒所致视乳头水肿　AIDS 合并梅毒引起的脑膜炎及脑炎较少，故其所致的视乳头水肿也少见。

5. AIDS 合并梅毒所致视神经萎缩

病例 7

患者,男性,39 岁。

主诉:双眼视物模糊半年余。

既往史:9 个月前发现梅毒抗体阳性,同时发现艾滋病抗体阳性。

眼部检查:视力右 0.1,左光感,双眼角膜清,前房深,瞳孔圆,晶状体清,瞳孔对光反射迟钝。散瞳查眼底:双眼视盘界清,视盘颜色呈蜡黄色(图 3-5-18)。

辅助检查:梅毒 TPPA(+),TRUST 1:32,梅毒(脑脊液)TRUST 1:2,HIV 抗体(+),CD4+T 淋巴细胞 496cells/μL。

诊断:①双眼视神经萎缩;②神经梅毒;③获得性免疫缺陷综合征。

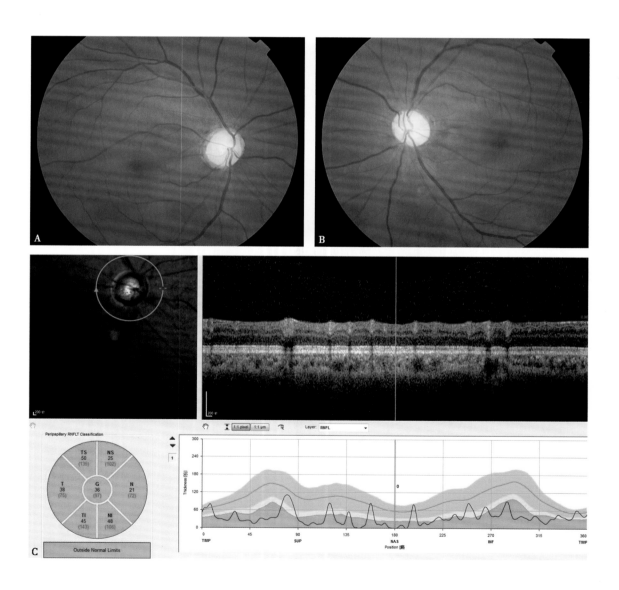

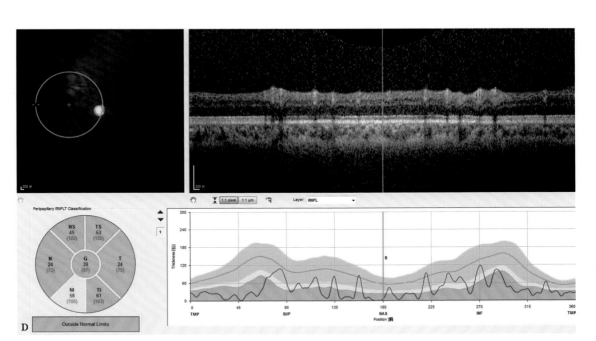

图 3-5-18　AIDS 合并梅毒所致视神经萎缩眼底彩像及 OCT 像

A、B. 双眼视盘色苍白；C、D. OCT 示双眼弥漫视网膜神经纤维层缺损（RNFLD）

其他类似病例图片见图 3-5-19。

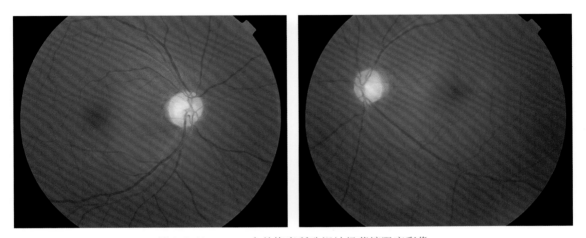

图 3-5-19　AIDS 合并梅毒所致视神经萎缩眼底彩像

可见双眼视盘色苍白，视盘萎缩

（毛菲菲　孙挥宇）

（四）诊疗中的注意事项

眼部梅毒一般治疗效果好。但临床上仍有众多 AIDS 合并梅毒眼病的患者治疗效果不佳，造成永久性视力损害，这需要我们注意在梅毒诊疗中的几个问题。

1. AIDS 患者常规查梅毒假阴性高，尤其是 CD4$^+$T 淋巴细胞计数低的患者，因此对于根据病史查体高度怀疑梅毒的 AIDS 患者，建议复查梅毒指标。

2. 不忽视老年人　不管是 HIV 感染，还是梅毒感染，老年人的比例都不低，因此在疾病的诊断中，不能因为患者是老年人，就不考虑 AIDS 和梅毒。

3. 反复感染是 AIDS 合并梅毒的患者梅毒一直不能治愈的原因之一，因此建议患者或其性伴同时接受检查和治疗。

4. 驱梅治疗剂量要足量，疗程必须规则，治疗后严格定期观察随访。

病例 8

患者男，68 岁。

主诉：双眼视力下降 2 年。

病史：AIDS 7 年，ART 5 年。双眼葡萄膜炎反复发作 2 年，局部激素散瞳药物治疗 2 年，全身激素治疗 2 个月，环孢素治疗 1 周。

眼部检查：矫正视力右眼 0.02，左眼 0.1；双眼压正常，角膜清，色素性 KP（+），瞳孔圆，晶状体混，眼底及 OCT 见图 3-5-20。

辅助检查：梅毒 TPPA（+），TRUST 1∶128。

诊断：①双眼梅毒性葡萄膜炎；②梅毒；③获得性免疫缺陷综合征。

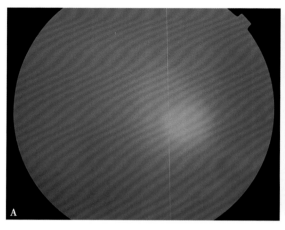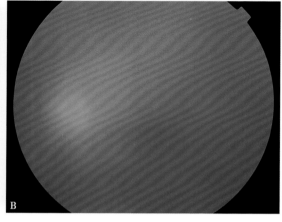

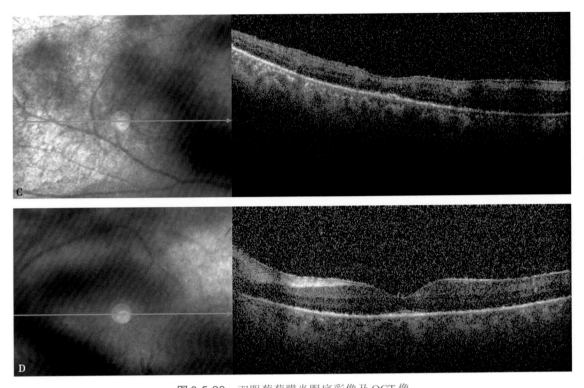

图 3-5-20　双眼葡萄膜炎眼底彩像及 OCT 像

A、B. 双眼玻璃体混浊，眼底不清，隐见视盘；C、D. 双眼 OCT 可见玻璃体细胞，外层视网膜明显变薄，椭圆体带破坏

治疗：青霉素 G 400 万单位，6 次 / 日，14 天；随后苄星青霉素肌内注射 240 万单位，每周一次，连续 3 周。

5 个月后复诊，矫正视力右眼 0.25，左眼 0.3，双眼角膜清，色素性 KP（+），瞳孔圆，晶状体混，眼底及 OCT 如图 3-5-21。

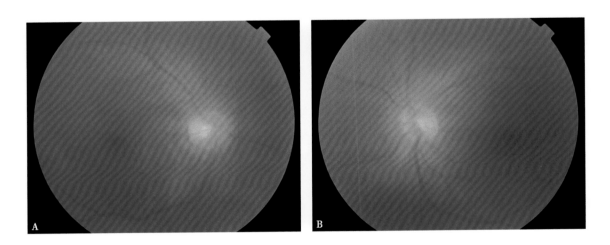

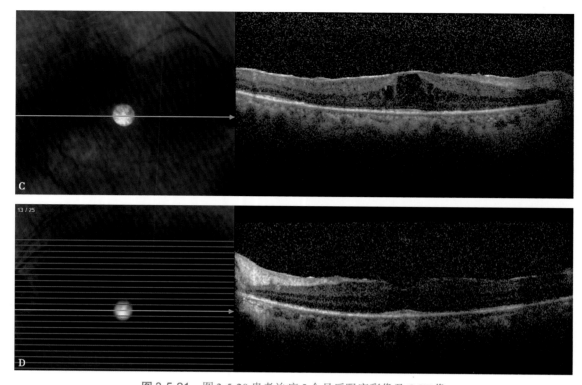

图 3-5-21 图 3-5-20 患者治疗 5 个月后眼底彩像及 OCT 像

A、B. 双眼玻璃体混浊减轻,视盘界清,色可,黄斑反光消失；C、D. 双眼 OCT 可见外层视网膜较前略增厚,椭圆体带部分修复,右眼黄斑水肿

分析：梅毒性葡萄膜炎易误诊,不能得到及时治疗。长时间的损害会造成患者不可逆视力损伤,特别是外层视网膜损害导致患者永久性视力障碍。

提示：对于反复发作的葡萄膜炎或经常规治疗无效的眼部病变应考虑梅毒感染的可能；对于确诊梅毒的患者,需同时进行 HIV 的检测。

病例 9

患者男,55 岁。

病史：AIDS 3 年,ART 3 年；发现梅毒 3 年,反复苄星青霉素治疗 4 个疗程。

主诉：双眼视力下降 3 年。

眼部检查：矫正视力右眼 0.04,左眼 0.06；眼压正常,双眼前节(−),眼底如图 3-5-22。

辅助检查：血 TPPA(+),TRUST 1∶16；脑脊液检查：TRUST 阴性,TPPA 阳性。脑脊液常规生化：白细胞 2 个,UCFP(尿液/脑脊液蛋白)45.9mg/dL。CD4$^+$T 淋巴细胞计数：341cells/μL。

诊断：①双眼梅毒性葡萄膜炎；②梅毒；③获得性免疫缺陷综合征。

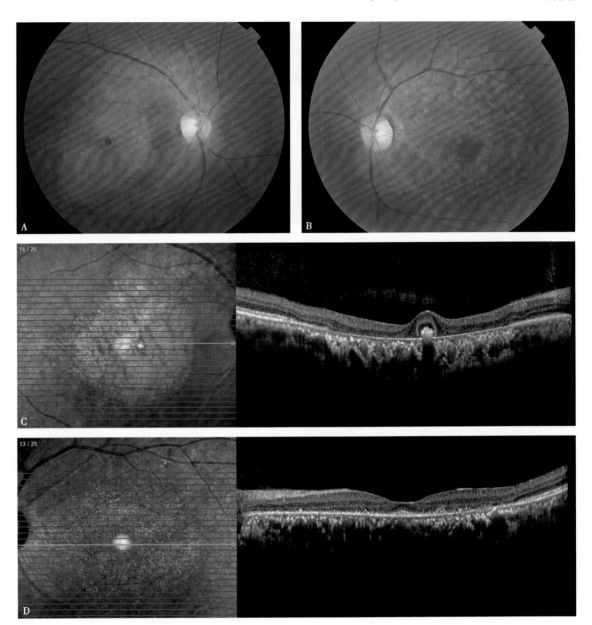

图 3-5-22　AIDS 合并梅毒患者眼底彩像及 OCT 像

A. 右眼视盘界清,色可,后极部见大片视网膜变薄区,局部色素沉着;黄斑正中见红色增生物;B. 左眼视盘界清,色可,后极部见大片斑驳色素沉着区;C. 右眼的 OCT:黄斑区外层视网膜变薄,椭圆体带消失,黄斑中心见色素上皮下增生突破基底膜;D. 左眼的 OCT:黄斑区外层视网膜变薄,椭圆体带消失,黄斑中心见色素上皮增生

病例 10

患者男,38 岁。

主诉:双眼视力下降 4 年。

病史:AIDS 5 年,ART 1.5 年,4 年前发现梅毒,多次苄星青霉素驱梅治疗。

眼部检查：矫正视力右眼 0.12，左眼 0.07，双眼前节（－），眼底如图 3-5-23。

辅助检查：RPR 1∶32；$CD4^+T$ 淋巴细胞计数 200cells/μL。

诊断：①双眼梅毒性葡萄膜炎；②梅毒；③获得性免疫缺陷综合征。

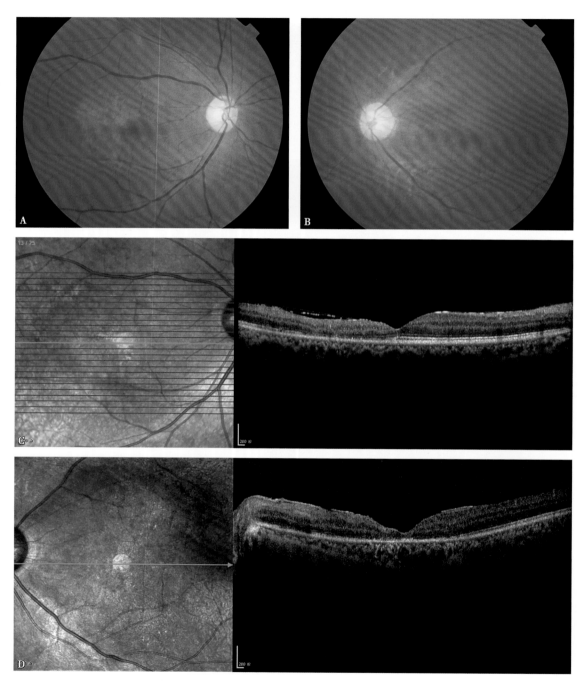

图 3-5-23　AIDS 合并梅毒患者眼底彩像及 OCT 像

A. 右眼视盘界清，色可，黄斑区颞侧视网膜变薄，局部色素沉着；B. 左眼视盘界清，色略淡，后极部多处视网膜变薄，色素沉着；C. 右眼 OCT 黄斑颞侧视网膜变薄，RPE 结节，椭圆体带部分缺失；D. 左眼 OCT 黄斑区视网膜变薄，RPE 结节，椭圆体带大部分缺失

分析：梅毒性葡萄膜炎属于神经梅毒，需按照神经梅毒进行检查和治疗，苄星青霉素不能通过血脑屏障，不能控制神经梅毒。

提示：梅毒性葡萄膜炎按照神经梅毒进行检查和治疗。长期应用不合理治疗方案，也会造成患者永久性视力损害。

（毛菲菲　张福杰）

二、梅毒眼外表现

1. 先天性梅毒　孕妇妊娠 4 个月后感染梅毒，螺旋体沿脐带静脉周围淋巴间隙或通过感染胎儿或分娩时经产道感染。宫内感染的胎儿常流产、早产、死产或生产时正常而以后出现症状。早期表现为皮肤斑疹、水疱、脱皮、黏膜溃疡、口周溃疡、鼻黏膜溃疡、鞍鼻、硬腭穿孔、骨软骨炎、骨膜炎、肝脾大等。迟发表现多发生于 7～8 岁或青春期。基质性角膜炎、Hutchinson齿、神经聋是先天性梅毒的三大体征。

2. 后天梅毒

（1）一期梅毒（硬下疳）：大多发生于感染后 2～4 周。常为单个，无痒无痛境界清楚，直径 1～2mm，触之坚实的结节，表面可糜烂，上有少量渗出物。最常发生于外生殖器部位。少数发生于唇、咽、宫颈、肛门等处。可伴单侧或双侧局部淋巴结肿大。不经治疗 3～8 周内可自然消失，不留痕迹或仅留轻度萎缩性浅疤。

（2）二期梅毒：多发生在感染后 7～10 周或硬下疳后 6～8 周发病。早期症状可有发热、乏力、关节痛、头痛、纳差等。皮疹多种多样，可呈斑疹、斑丘疹、丘疹、脓疱疹、鳞屑性皮损等，常呈铜红色，掌跖部的棕铜色脱屑性斑疹具有特征性。常泛发全身，对称分布，散在而多不融合，发展和消退缓慢，客观体征明显而主观症状轻微。皮疹有自限性。黏膜可见黏膜斑，肛周、外生殖器附近可发生增殖性的扁平隆起斑块、表面湿润，称扁平湿疣，内含大量梅毒螺旋体。可出现骨膜炎、虫蚀性脱发及眼部虹膜炎、虹膜睫状体炎及视网膜炎等，神经系统也可受侵。全身淋巴结肿大。未经治疗或治疗不彻底，患者抵抗力低，二期早发梅毒损害消退后可重新出现，称为二期复发梅毒；如不治疗，可多次反复，皮疹形态同二期梅毒疹，但其数目减少，分布限局。其排列奇异，如环状、半月状、花朵状等。

（3）三期梅毒：感染 2 年以上发生。

结节性梅毒疹：常见于前额、躯干、四肢等处，为多数皮下小结节，粟粒至豌豆大小，可自然消失，遗留萎缩性斑，或发生浅溃疡，愈后留浅疤痕。

树胶肿：初为皮下小硬结，渐发展与皮肤粘连，形成浸润性斑块，中心可溃破形成溃疡，好发于头、面、小腿等处，亦可累及上腭及鼻中隔的黏膜及骨骼等。

心血管系统梅毒：在感染 10～20 余年后发病，多见于中年，男性多于女性。可引起梅毒性主动脉炎、主动脉瓣闭锁不全、主动脉瘤等。神经梅毒感染 5～15 年后发病，可引起梅毒性脑膜炎、脊髓痨及麻痹性痴呆等，亦可为无症状性神经梅毒。其他脏器如骨骼、眼、呼吸、消化及泌尿系统均可受累。

（4）潜伏梅毒：有梅毒感染史，梅毒血清反应阳性而无临床症状和体征，脑脊液检查正常，且能除外其他可引起血清反应阳性的疾病。病期以感染后 2 年为界线，可分为早期潜伏梅毒和晚期梅毒。

目前，世界各国对各期梅毒的治疗仍以青霉素为首选药物，尚未发现耐青霉素的梅毒螺旋体株。对于梅毒性眼部病变可酌情口服或静脉滴注皮质激素、眼局部应用激素以控制炎症，缩短病程，改善视力预后。HIV 阳性和阴性的人群中梅毒的治疗是同样的，但 HIV 阳性人群容易发生治疗失败，所以需要经常随访。

（吴　亮　赵红心）

参 考 文 献

1. 毛菲菲，孙挥宇，李丹，等．获得性免疫缺陷综合征患者前房水巨细胞病毒聚合酶链反应检测．中华眼底病杂志，2015，31（6）：564-566.

2. 孙挥宇，毛菲菲，李丹，等．未经抗巨细胞病毒治疗时艾滋病合并巨细胞病毒性视网膜炎的临床特征及其预后．眼科，2016，25（3）：195-198.

3. Chan NS，Chee SP，Caspers L，et al. Clinical features of CMV-associated anterior uveitis. Ocul Immunol Inflamm，2018，26（1）：107-115.

4. Chee SP，Bacsal K，Jap A，et al. Clinical features of cytomegalovirus anterior uveitis in immunocompetent patients. Am J Ophthalmol，2008，145（5）：834-840.

5. Carmichael A. Cytomegalovirus and the eye. Eye（Lond），2012，26（2）：237-240.

6. Kofteridis DP，Repa A，Anastasopoulos T，et al. A case of human immunodeficiency virus infection disclosed by cytomegalovirus encephalitis[J]. Int J Infect Dis，2007，11（4）：373-375.

7. Ceballos ME，Rodriguez I，Sandoval P，et al. Cytomegalovirus encephalitis in the post-HAART era: is there a gold standard for treatment? Aids，2018，32（4）：533-535.

8. Pupaibool J，Limper AH. Other HIV-associated pneumonias[J]. Clin Chest Med，2013，34（2）：243-254.

9. Skalski JH，Limper AH. Fungal，viral，and parasitic pneumonias associated with human immunodeficiency virus[J]. Semin Respir Crit Care Med，2016，37（2）：257-266.

10. Kanda T，Yajima M，Ikuta K. Epstein-Barr virus strain variation and cancer. Cancer Sci，2019，110（4）：1132-1139.

11. De Paoli P. Epstein-Barr virus: novel patented therapeutics. Expert Opin Ther Pat，2010，20（6）：807-818.

12. van Hal S，Senanayake S，Hardiman R. Splenic infarction due to transient antiphospholipid antibodies induced by acute Epstein-Barr virus infection. J Clin Virol，2005，32（3）：245-247.

13. 贾雁琳，郝彦琴．EB 病毒感染机制及临床研究进展．中华临床医师杂志（电子版），2019，13（8）：624-626.

14. 谢祎，孙昕．结核病与艾滋病双重感染的流行现状与研究进展．中华医院感染学杂志，2019，29（19）：3036-3040.

15. 中国艾滋病诊疗指南（2018 版）．中国艾滋病性病，2018，24（12）：1266-1282.

16. Bell LCK，Noursadeghi M. Pathogenesis of HIV-1 and Mycobacterium tuberculosis co-infection. Nat Rev Microbiol，2018，16（2）：80-90.

17. Fikri M. Abu-Zidan，Mohamud Sheek-Hussein. Diagnosis of abdominal tuberculosis: lessons learned over 30

years: pectoral assay. BioMed Central, 2019, 14 (1): 42.

18. Garg RK, Malhotra HS, Jain A. Neuroimaging in tuberculous meningitis. Neurol India, 2016, 64 (2): 219-227.

19. Mezochow A, Thakur K, Vinnard C. Tuberculous meningitis in children and adults: new insights for an ancient foe. Curr Neurol Neurosci Rep, 2017, 17 (11): 85.

20. Nzerue C, Drayton J, Oster R, et al. Genitourinary tuberculosis in patients with HIV infection: clinical features in an inner-city hospital population. Am J Med Sci, 2000, 320 (5): 299-303.

21. Lazrek O, Bassir RA, Sabri EM, et al. Tuberculosis of radius diaphysis: case report and review of literature. Int J Mycobacteriol, 2018, 7 (3): 292-294.

22. Rathi P M, Gambhire P. Abdominal tuberculosis[J]. Journal of the Association of Physicians of India, 2016, 64 (2): 49-58.

23. Thwaites G E, Van Toorn R, Schoeman J. Tuberculous meningitis: more questions, still too few answers. Lancet Neurol, 2013, 12 (10): 999-1010.

24. Wilkinson RJ, Rohlwink U, Misra UK, et al. Tuberculous meningitis international research consortium. Tuberculous meningitis. Nat Rev Neurol, 2017, 13 (10): 581-598.

25. Park BJ, Wannemuehler KA, Marston BJ, et al. Estimation of the current global burden of cryptococcal meningitis among persons living with HIV/AIDS. Aids, 2009, 23 (4): 525-530.

26. Graybill JR, Sobel J, Saag M, et al. Diagnosis and management of increased intracranial pressure in patients with AIDS and cryptococcal meningitis. The NIAID mycoses study group and AIDS cooperative treatment groups. Clin Infect Dis, 2000, 30 (1): 47-54.

27. Boulware DR, Rolfes MA, Rajasingham R, et al. Multisite validation of cryptococcal antigen lateral flow assay and quantification by laser thermal contrast. Emerg Infect Dis, 2014, 20 (1): 45-53.

28. Perfect JR, Dismukes WE, Dromer F, et al. Clinical practice guidelines for the management of cryptococcal disease: 2010 update by the infectious diseases society of america. Clin Infect Dis, 2010, 50 (3): 291-322.

29. 毛菲菲, 孙挥宇. 获得性免疫缺陷综合征合并隐球菌性脑膜炎的眼部病变特征分析. 中华眼科杂志, 2015, 51 (5): 364-368.

30. Carta A, Favilla S, Prato M, et al. Accuracy of funduscopy to identify true edema versus pseudoedema of the optic disc. Invest Ophthalmol Vis Sci, 2012, 53 (1): 1-6.

31. Corti M, Solari R, Cangelosi D, et al. Sudden blindness due to bilateral optic neuropathy associated with cryptococcal meningitis in an AIDS patient. Rev Iberoam Micol, 2010, 27 (4): 207-209.

32. Son VT, Khue PM, Strobel M. Penicilliosis and AIDS in Haiphong, Vietnam: evolution and predictive factors of death. Med Mal Infect, 2014, 44 (11): 495-501.

33. Qiu Y, Tang Y, Zhang J, et al. A retrospective analysis of seven patients with acquired immunodeficiency syndrome and pharyngeal and/or laryngeal Talaromyces marneffei infection. Clin Otolaryngol, 2017, 42 (5): 1061-1066.

34. Qiu Y, Zhang JQ, Pan ML, et al. Determinants of prognosis in Talaromyces marneffei infections with respiratory system lesions. Chin Med J (Engl), 2019, 132 (16): 1909-1918.

35. Le T, Wolbers M, Chi NH, et al. Epidemiology, seasonality, and predictors of outcome of AIDS-associated Penicillium marneffei infection in Ho Chi Minh City, Viet Nam. Clin Infect Dis, 2011, 52 (7): 945-952.

36. Yousukh A, Jutavijittum P, Pisetpongsa P, et al. Clinicopathologic study of hepatic Penicillium marneffei in Northern Thailand. Arch Pathol Lab Med, 2004, 128 (2): 191-194.

37. Le T，Huu Chi N，Kim Cuc NT，et al. AIDS-associated Penicillium marneffei infection of the central nervous system. Clin Infect Dis，2010，51（12）：1458-1462.

38. Zeller V，Caumes E，Bossi P，et al. Current clinical aspects of HIV/AIDS. Presse Med，2002，31（2）：74-79.

39. 何小清，沈银忠. 肺孢子菌肺炎诊治的研究进展. 中国真菌学杂志，2018，13（4）：247-251.

40. Gaborit BJ，Tessoulin B，Lavergne R-A，et al. Outcome and prognostic factors of Pneumocystis jirovecii pneumonia in immunocompromised adults：a prospective observational study. Ann Intensive Care，2019，9（1）：131.

41. Salzer HJF，Schafer G，Hoenigl M，et al. Clinical，diagnostic，and treatment disparities between HIV-infected and non-HIV-infected immunocompromised patients with pneumocystis jirovecii pneumonia. Respiration，2018，96（1）：52-65.

42. Tasaka S. Recent advances in the diagnosis and management of pneumocystis pneumonia. Tuberc Respir Dis（Seoul），2020，83（2）：132-140.

43. Luma H N，Tchaleu B C N，Mapoure Y N，et al. Toxoplasma encephalitis in HIV/AIDS patients admitted to the Douala general hospital between 2004 and 2009：a cross sectional study. Bmc Research Notes，2013，6（1）：146.

44. Menard A，Meddeb L，Conrath J，et al. Ocular syphilis，an old adversary is back in the old world too. AIDS，2018，32（16）：2433-2434.

45. Li JZ，Tucker JD，Lobo AM，et al. Ocular syphilis among HIV-infected individuals. Clin Infect Dis，2010，51（4）：468-471.

46. Tucker JD，Li JZ，Robbins GK，et al. Ocular syphilis among HIV-infected patients：a systematic analysis of the literature. Sex Transm Infect，2011，87（1）：4-8.

47. Davis JL. Ocular syphilis. Curr Opin Ophthalmol，2014，25（6）：513-518.

48. CDC. Sexually transmitted diseases treatment guidelines. 2010.

49. 呼风，王霄娜，曹绪胜，等. 梅毒性后极部鳞样脉络膜视网膜炎临床表现及影像学特征. 中华眼科杂志，2017，53（5）：352-357.

50. They LC，Skalicky SE，Gurbaxani A，et al. Syphilitic uveitis and optic neuritis in Sydney，Australia. Br J Ophthalmol，2015，99（9）：1215-1219.

51. Smith GT，Goldmeier D，Migdal C. Neurosyphilis with optic neuritis：an update. Postgrad Med，2006，82（963）：36-39.

4 第四章

艾滋病相关肿瘤

人类免疫缺陷病毒（human immunodeficiency virus，HIV）感染可导致细胞免疫受损，而细胞免疫受损者易发生肿瘤。研究表明，HIV 感染患者发生肿瘤的概率会明显增加。在抗反转录病毒治疗问世前，10% 患者因恶性肿瘤死亡，而在高效抗反转录病毒疗法问世后，随着 HIV/AIDS 患者寿命的延长，发生恶性肿瘤的患者比例上升至 25%～40%。

HIV 感染者和 AIDS 患者随着 CD4$^+$T 淋巴细胞计数的下降，就会发生多种威胁生命的机会性感染和恶性肿瘤，免疫功能不全与恶性肿瘤有关，HIV 感染者恶性肿瘤的发生率比非感染者高 2 万倍，比其他免疫功能不全患者高 300 倍，男性及男性同性恋患者比正常人增高 10～20 倍。

第一节　艾滋病相关眼部肿瘤

卡波西（Kaposi）肉瘤和淋巴瘤是 AIDS 患者最常见的继发性眼部恶性肿瘤。Kaposi 肉瘤，其病因为人类疱疹病毒 8（HHV-8）感染，多发生于同性恋 AIDS 患者，Kaposi 肉瘤病变往往为多中心发病，侵袭力极强，可侵袭皮肤或内脏。皮肤 Kaposi 肉瘤呈红色或紫红色，早期为平坦斑点，继之出现隆起斑块、结节，可并发糜烂、溃疡，最常见侵犯内脏为肺脏（约 20%）。眼部 Kaposi 肉瘤可发生于眼睑、结膜淋巴管及眼眶等处，以结膜 Kaposi 肉瘤常见，发生率约为 1%。眼睑 Kaposi 肉瘤呈紫红色扁平或轻微隆起的增生灶，结膜上的 Kaposi 肉瘤表现为结膜红色结节，病变发展较慢，外观与结膜下出血或睑板腺囊肿相似。鉴于 Kaposi 肉瘤有明显的种族和地理差异，我国新疆地区维吾尔族、哈萨克族人群中此型常见，故以下病例未进一步讨论。

一、淋　巴　瘤

70%～90% 的 HIV 感染者发生的淋巴瘤在临床上是侵袭性弥漫性大 B 细胞淋巴瘤（diffuse large B cell lymphoma，DLBCL）或高度侵袭性伯基特（Burkitt）淋巴瘤。至少 80% 的全身性淋巴瘤患者在就诊时即有Ⅳ期病变。

HIV 感染者和 AIDS 患者合并淋巴瘤多见于青年患者，病变可发生于身体的任何部位，表现为局部淋巴结的无痛性、进行性增大，早期最常累及颈部、腋下、锁骨上、纵隔等处，晚期可累及肝、脾、头颅等处。眼部主要见于眼眶和眼内,眼眶淋巴瘤可以从邻近的解剖部位浸润而来,早期症状为眼球突出,预后差。

眼内淋巴瘤表现为坏死性视网膜炎、脉络膜浸润及玻璃体炎。当患者对抗病毒、细菌及弓形体治疗均不敏感时要考虑眼内淋巴瘤的可能性。组织活检联合分子免疫病毒检查有助于诊断。HIV 感染引起的慢性炎症刺激、免疫抑制状态、遗传学因素、细胞因子失调以及 EB 病毒、人类疱疹病毒等 8 种病毒感染因素可能参与了淋巴瘤的发生。

病例 1

患者男,30 岁。

主诉:左眼球突出 4 个月。

病史:发现 HIV 感染 5 个月。未行 ART。

眼部检查(如图 4-1-1A):视力右眼 1.5,左眼 0.1(矫正无助),眼压右眼 13mmHg,左眼 14mmHg。左眼球向鼻下方突出,突出度约 26mm,眼睑闭合不全,下方球结膜高度充血水肿,角膜水肿混浊,角膜下方可见溃疡浸润灶,前房中深,瞳孔圆,对光可,晶状体清,眼底窥不清;右眼前节及眼底未见异常。眼眶 CT:如图 4-1-1B。

全身情况:CD4$^+$T 淋巴细胞计数 580cells/μL,全身其他部位未见肿瘤,未见其他部位感染。

治疗经过:于 2017 年 3 月 8 日行眶肿物摘除术,手术顺利,术后外院治疗。术后组织病理:如图 4-1-1C。术后两周外观像见图 4-1-2。

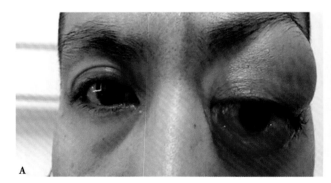
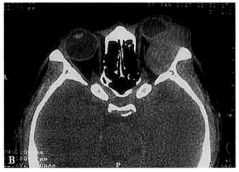
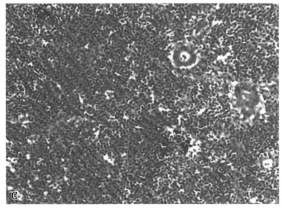

图 4-1-1 AIDS 合并眼眶淋巴瘤患者彩像、MRI 及病理
A. 角膜水肿混浊;B. 左眼眶外上象限团块状软组织密度影;C. 黏膜组织可见大量淋巴细胞弥漫浸润,肿瘤主要由小 - 中等大小细胞组成,结合免疫组化符合黏膜相关淋巴组织结外边缘区淋巴瘤(MALT 淋巴瘤)

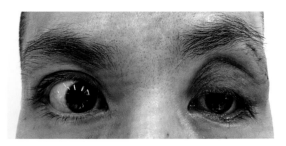

图 4-1-2　图 4-1-1 患者术后 2 周外观像

病例 2

患者女，40 岁。

主诉：右眼眶肿物一个半月。

病史：发现 HIV 感染 1 个月。

眼部检查（图 4-1-3A）：右眼眶上方可见约 5cm×3cm 大小肿物隆起，质硬，皮肤表面可见血管扩张、局部皮肤发黑坏死，右眼睑肿胀，睁眼困难，强行分开眼睑直视下未见眼球异常。左眼视力 1.0，眼压 12mmHg，左眼前节及眼底未见明显异常。

眼眶 CT：如图 4-1-3B 所示。

全身情况：CD4$^+$T 淋巴细胞计数 211cells/μL，全身其他部位未见肿瘤。

治疗经过：于 2017 年 6 月 28 日行肿物摘除术。手术顺利，术后 1 个月及 1 年外观像见图 4-1-4。

术后组织病理：如图 4-1-3C。

术后化疗方案：利妥昔单抗＋依托泊苷＋环磷酰胺＋长春新碱＋阿霉素＋泼尼松（简称 R-EPOCH 方案），化疗后出现粒细胞减少症，予以吉粒芬促进升高白细胞，患者仍需进一步观察化疗后出现的副作用，但患者要求自动出院回当地继续治疗。

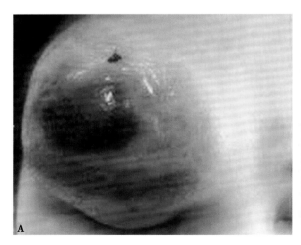
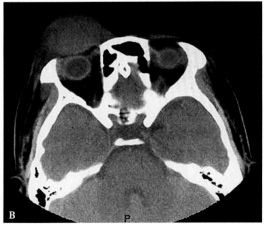

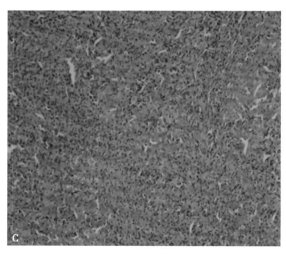

图 4-1-3　AIDS 合并眼眶淋巴瘤患者彩像、MRI 及病理
A. 右眼眶上方可见约 5cm×3cm 大小肿物隆起，质硬，皮肤表面可见血管扩张、局部皮肤发黑坏死，右眼上睑下垂；B. 右侧眶上及额部可见软组织密度肿块影；C. 可见大量异型淋巴细胞浸润，细胞排列密集，核大深染，形态不规则，符合弥漫大 B 细胞淋巴瘤

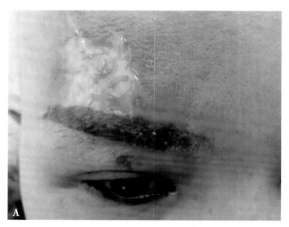
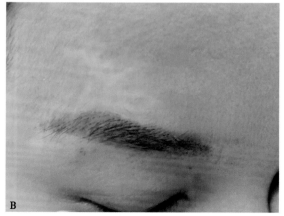

图 4-1-4　AIDS 合并眼眶淋巴瘤患者术后彩像
A. 术后 1 个月；B. 术后 1 年

提示: 弥漫大 B 细胞淋巴瘤化疗效果好。

　　HIV 感染合并眼肿瘤尚无统一的治疗方案，这类患者的处理一般要考虑如下几个方面：HIV 感染的严重程度、细胞免疫功能破坏程度、是否合并机会性感染以及 HIV 感染相关性肿瘤对患者生存影响的严重程度和紧急程度等。

　　首先，ART 是当前治疗 HIV 最基本的方案，可抑制病毒复制，使被破坏的免疫功能获得完全或部分重建，减少 HIV 并发症，降低病死率。发达国家自 20 世纪 90 年代中期已广泛使用抗 HIV 药物，部分相关性肿瘤发病率也随之下降，我国规范性抗 HIV 治疗启动较晚，HIV

感染相关性肿瘤仍然是目前 HIV 感染者主要死亡原因之一。其次，HIV 感染者最主要的发病机制就是免疫缺陷，因此提高机体免疫功能是治疗 HIV 感染相关性肿瘤的重要内容之一。再者，不同的 HIV 感染相关性肿瘤有不同的肿瘤生物学特征，对患者预后的影响也不同，因而应综合考虑患者病情实施个体化的治疗方案。针对眼部卡波西肉瘤或淋巴瘤，可采用手术切除联合化疗、放疗。根据患者的病情，必要时可延缓治疗或降低化疗药物的剂量，小剂量化疗方案有日渐增加的趋势。化疗过程中，尽量避免抗 HIV 药物与化疗药物不良反应叠加，防止患者严重不良反应的发生。

（鲁　丹　马建民）

二、眼睑肿瘤

除眼眶淋巴瘤外，临床上还可以看到非 HIV 相关眼部肿瘤。

病例 3

患者男，47 岁。

主诉：右上睑肿物 7 个月。

病史：发现 HIV 感染 6 年，ART 治疗 6 年；梅毒病史 6 年，未规律治疗。

眼部检查（图 4-1-5、图 4-1-6）：矫正视力双眼 1.0，眼压右眼 14mmHg，左眼 12mmHg，右眼上睑中央部可见肿物，大小约 15mm×6mm 大小，表面破溃，内眼睑结膜可见瘤样增生，病损范围涉及右眼上睑外 1/2 睑板。双眼结膜无充血，角膜清亮。余眼内结构未见明显异常。

全身情况：1 个月前复查 CD4[+] T 淋巴细胞 498cells/μL，TRUST 1∶8，全身其他部位未见肿瘤。

治疗经过：于 2019 年 5 月 23 日行右眼睑肿物切除术。组织病理：图 4-1-5C 示鳞状细胞癌，基底切缘，鼻侧、颞侧切缘未见肿瘤。术后 1 周及 2 周外观像见图 4-1-6。

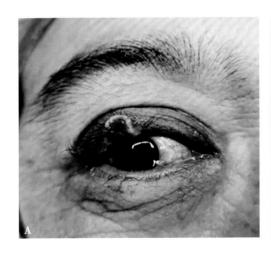
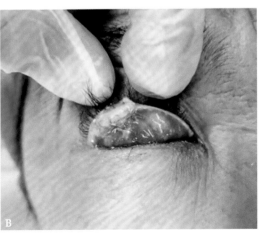

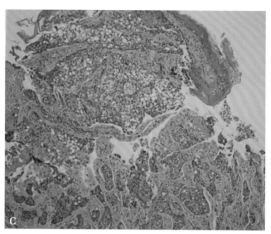

图 4-1-5 AIDS 合并右眼睑鳞状细胞癌患者彩像及病理

A、B. 右眼上睑中央部可见肿物，大小约 15mm×6mm 大小，表面破溃，内眼睑结膜可见瘤样增生，病损范围涉及右眼上睑外 1/2 睑板；C. 为病理切片图：鳞状细胞癌，基底切缘，鼻侧、颞侧切缘未见肿瘤

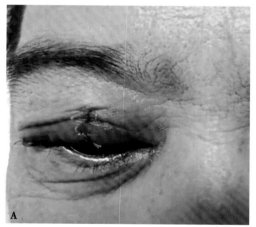
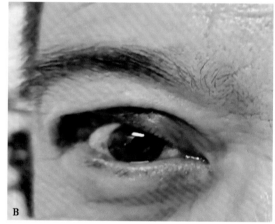

图 4-1-6 患者右眼术后像

A. 术后 1 周；B. 术后 2 周

（鲁 丹 马建民）

三、结膜乳头状瘤

结膜乳头状瘤是一种表现为结膜上皮组织乳头状增生的良性肿瘤，任何年龄均可发病，好发于青年男性。该病的具体发病原因不明确，以往文献报道与病毒感染有关，尤其是人乳头状瘤病毒 6 型和 11 型，此外还可能与环境因素、炎症刺激、变态反应等因素有关。

病变可见于内眦部结膜、穹窿部结膜、泪阜、角膜缘及泪点附近，可单发亦可多发。按形态可分为有蒂型和无蒂型，有蒂型病变多呈淡红色或肉红色，乳头状或菜花状肿物，其内可见细小血管襻,触之易出血。无蒂型多成扁平状,色灰白,表面粗糙不平,其内可见丰富的血管(图4-1-7~图4-1-9)。

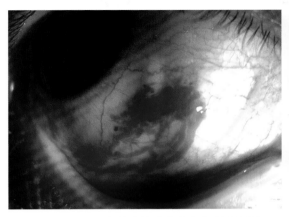

图 4-1-7　AIDS 合并球结膜乳头状瘤裂隙灯照相
结膜乳头状瘤,肿物生长于球结膜,无蒂型,成簇生长,周围包绕血管怒张

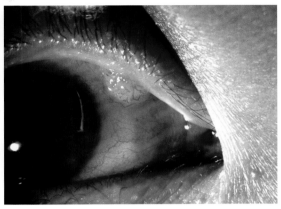

图 4-1-8　AIDS 合并睑缘结膜乳头状瘤裂隙灯照相
右眼上睑结膜近睑缘处的结膜乳头状瘤,有蒂型

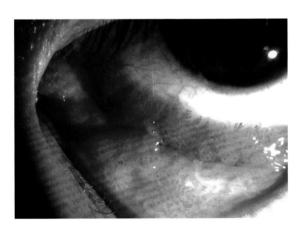

图 4-1-9　AIDS 合并睑球结膜乳头状瘤裂隙灯照相
左眼结膜多发乳头状瘤,肿物波及眼睑、球结膜、泪阜及穹窿部结膜,成簇生长,无蒂型,其内可见丰富血管

　　此疾病虽然为良性肿瘤,但却呈侵袭性生长,并且肿物可种植及播散。文献报道对于伴不同程度不典型增生的病例以及复发病例均有发展成为鳞状细胞癌的可能,需严密观察。也有研究报道,结膜上皮乳头状瘤恶变过程中人类乳头状瘤病毒的感染起着重要的作用。

　　目前手术治疗仍然是结膜乳头状瘤的首选治疗,有蒂的肿物连蒂切除,无蒂的肿物切除后联合冷凝治疗,对于肿物切除后结膜缺损范围大且深或睑球结膜均有缺损的病例可酌情考虑行羊膜移植。文献报道此病的复发率达到 3%~27%。研究表明,使用各种辅助治疗,如局部冷冻、CO_2 激光、应用免疫抑制剂及抗病毒药物治疗,能够一定程度上降低疾病的复发率。

(王胜男　柳月红)

第二节　艾滋病相关眼外肿瘤

艾滋病常见的眼外肿瘤包括恶性淋巴瘤与卡波西肉瘤，也就是艾滋病相关性肿瘤，大多数肿瘤与致癌病毒感染有关，尽管在 HIV 感染者中，任何肿瘤的总体风险增加 2～3 倍，获得性免疫缺陷综合征（AIDS）定义的肿瘤相对风险显著更高，自引入抗反转录病毒联合治疗以来，获得这些药物的人群中 AIDS 定义的恶性肿瘤的发生率下降。

艾滋病指征性肿瘤是卡波西肉瘤、高级别 B 细胞非霍奇金淋巴瘤（包括原发性脑淋巴瘤）和浸润性宫颈癌。其中卡波西肉瘤通常病变主要出现在皮肤黏膜部位，但可累及所有器官和解剖位置，表现为一个或多个无症状的红色、紫色或棕色斑片、斑块或结节性皮肤损害，病情进展呈侵袭性，开始抗反转录病毒治疗后，病变可能消退或复发。非霍奇金淋巴瘤含有多种类型，常见的包括弥漫大 B 细胞淋巴瘤、Burkitt 淋巴瘤、间变性大细胞性淋巴瘤、NK/T 淋巴瘤等，其中约 1/3 的肿瘤为 Burkitt 淋巴瘤，2/3 为弥漫性大 B 细胞淋巴瘤。

临床表现：卡波西肉瘤可累及皮肤、口腔黏膜、淋巴结、内脏器官等，病情进展呈侵袭性，常表现为一个或多个无症状的红色、紫色或棕色斑片、斑块或结节性皮肤损害。常呈相对良性、惰性病程 10～15 年或更长时间。HIV 相关系统性 NHL 多表现为淋巴结病变。

治疗：根据患者的免疫状态给予个体化综合性治疗。卡波西肉瘤可酌情手术切除、外照射、激光治疗、冷冻疗法等治疗，目前尚无治愈方法。HIV 相关系统性 NHL 的治疗包括化疗，同时给予预防耶氏肺孢子虫、鸟分枝杆菌复合群、复发性单纯疱疹和真菌感染。

病例 1　弥漫大 B 细胞淋巴瘤

患者，男，37 岁。

主诉：右侧腹股沟肿块半年余。

病史：患者半年余前发现右侧腹股沟肿块，无明显红肿且触之不痛，无发热、胸闷、胸痛等症状，未经诊治，自行观察一段时间后发现肿块大小较前增大，伴红肿，并出现破溃（图 4-2-1），于当地医院治疗后未见明显好转，遂就诊于我院。

辅助检查：HIV 抗体（+），病理可见中等偏大的淋巴细胞弥漫性增生，未见淋巴结结构，细胞核较大，染色质粗糙。

诊断：弥漫大 B 细胞淋巴瘤，获得性免疫缺陷综合征。

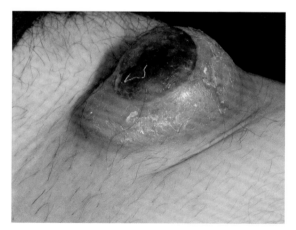

图 4-2-1　AIDS 合并弥漫大 B 细胞淋巴瘤病变彩像
右侧腹股沟肿块伴红肿、破溃

病例2 Burkitt淋巴瘤

患者,男,43岁。

主诉:发现左侧腋下肿物1个月余。

病史:既往艾滋病病史,1个月余前无意间发现左腋下肿物,无明显疼痛,无破溃(图4-2-2),后因出现胸痛症状,来院就诊。

辅助检查:病理可见细胞大小、形态较一致,细胞界不清,胞质少,染色质较粗,伴有少量免疫母细胞,为B细胞源性肿瘤,不除外伯基特淋巴瘤。

诊断:Burkitt淋巴瘤、AIDS。

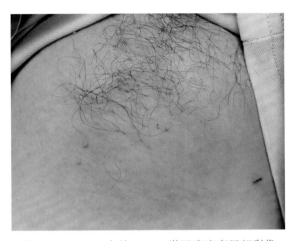

图4-2-2 AIDS合并Burkitt淋巴瘤病变局部彩像
左腋下肿物,无明显疼痛,无破溃,局部皮肤潮红

病例3 卡波西肉瘤

患者,男,41岁。

主诉:生殖器紫红色丘疹3个月,鼻部紫红色肿物2个月(图4-2-3)。

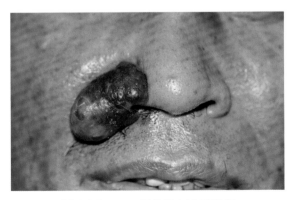

图4-2-3 HIV相关型卡波西肉瘤
鼻部HIV相关型卡波西肉瘤

　　病史：患者 3 个月前无明显诱因出现生殖器散在多枚紫红色丘疹，无明显刺痛、瘙痒，未觉其他不适，未经治疗。

　　辅助检查：抗 HIV 抗体（+）。皮损组织病理检查示：表皮大致正常，真皮中深层小血管呈裂隙状增生，其间可见梭形细胞呈条索状，组织间隙可见红细胞渗出及含铁血黄素沉积。

　　诊断：HIV 相关型卡波西肉瘤。

（肖　江　赵红心）

参 考 文 献

1. Bonnet F, Chene G. Evolving epidemiology of malignan-ciesin HIV. Curr OpinOncol, 2008, 20（5）：534-540.

2. Rabkin CS, Engels EA, Landgren O, et al. Circulatingcy-tokinelevels, Epstein-Barr viremia, and risk of acquired immunodeficiency syndrome-related non-Hodgkin lymphoma. AmJ Hematol, 2011, 86（10）：875-878.

3. Sjö N, Heegaard S, Prause JU. Conjunctival papilloma a histopathologically based retrospective study. Acta Ophthalmol Scand, 2000, 78（6）：663-666.

4. Shields CL, Shields JA. Tumors of the conjunctiva and cornea. Surv Ophthalmol, 2004, 49（1）：3-24.

5. Mineione GP, Taddei GL, Wolovsky M, et al. Detection of human papillomavirus（HPV）DNA type 6/11 in a conjunctival papilloma by in situ hybridization with biotinylated pwbes. Pathologlca, 1992, 84（1092）：483-488.

6. 孟宪实, 刘小伟. 结膜乳头状瘤的临床特点分析. 中华眼科杂志, 2019, 55（5）：369-373.

7. Kaliki S, Arepalli S, Shields CL, et al. Conjunctival papilloma: features and outcomes based on age at initial examination. JAMA Ophthalmol, 2013, 131（5）：585-593.

8. Sjö NC, Heegaard S, Prause JU, et al. Human papillomavirus in conjunctival papilloma. Br J Ophthalmol, 2001, 85（7）：785-787.

9. Bredow L, Martin G, Reinhard T, et al. Recurrent conjunetival papilloma progressing into squamous cell carcinoma with change of HPV—finding during the course. Br J Ophthalmol, 2009, 93（11）：1437-1451.

10. Sjö NC, yon BC, Cassonnet P, et al. Human papillomavirus in normal conjunctival tissue and in conjunctival papilloma: types and frequencies in a large series. Br J Ophthalmol, 2007, 91（8）：1014-1015.

11. Morgenstern KE, Givan J, Wiley LA. Long-term administration of topical interferon alfa-2beta in the treatment of conjunctival squamous papilloma. Arch Ophthalmol, 2003, 121（7）：1052-1053.

12. Falco LA, Gruosso eJ, Skolnick K, et al. Topical interferon alpha 2 beta therapy in the management of conjunctival papilloma. Optometry, 2007, 78（4）：162-166.

13. Yuen HK, Yeung EF, Chan NR, et al. The use of postoperative topical mitomycin C in the treatment of recurrent conjunctival papilloma. Cornea, 2002, 21（8）：838-839.

14. Chang SW, Huang ZL. Oral cimetidine adjuvant therapy for recalcitrant, diffuse conjunctival papillomatosis. Cornea, 2006, 25（6）：687-690.

15. Park CY, Kim EJ, Choi JS, et al. Isolated corneal papilloma—like lesion associated with human papilloma virus type 6. Cornea, 2011, 30（5）：600-603.

16. Alessia Dalla Pria, Mark Bower. AIDS-related malignant disease. Medicine, 2018, 46（6）：365-369.

17. Radu O，Pantanowitz L. Kaposi sarcoma. Arch Pathol Lab Med，2013，137（2）：289-294.

18. Suárez-García I，Jarrín I，Iribarren JA，et al. Incidence and risk factors of AIDS-defining cancers in a cohort of HIV-positive adults：Importance of the definition of incident cases. Enferm Infecc Microbiol Clin，2013，31（5）：304-312.

5 第五章

免疫重建炎性综合征

第一节　免疫重建炎性综合征

随着抗反转录病毒治疗（antiretroviral therapy，ART）的推进，HIV 相关疾病的发病率和病死率明显降低。但有 8%～40% 的患者在接受抗病毒治疗后，多在抗病毒治疗后半年内，对各种感染性致病源或非感染性致病源发生过度的炎性反应，导致临床症状的加重，表现为原本已有效治疗的机会性感染恶化、新发感染等，称为免疫重建炎性综合征（immune reconstitution inflammatory syndrome，IRIS）。

IRIS 与多种感染性疾病有关，其中结核的发生率最高，为 8%～43%，发达国家相对高一些，为 17%～43%，其他有鸟分枝杆菌感染，隐球菌病，耶氏肺孢子菌肺炎，巨细胞病毒感染等，在合并乙型肝炎病毒及丙型肝炎病毒感染时 IRIS 可表现为病毒性肝炎的活动或加重。非感染性疾病包括各种自身免疫性疾病如 Graves 病、卡波西肉瘤等。

主要表现：发热、淋巴结肿大、潜伏感染出现、原有感染加重或恶化、肺及中枢神经系统病变、皮疹、急性肝炎或其他机会性感染的表现。

眼外免疫重建炎性综合征图像见图 5-1-1，图 5-1-2。

图 5-1-1 患者基本情况：女，46 岁。AIDS 合并肺结核及淋巴结核患者，ART 后发生免疫重建炎性综合征。支气管镜刷检抗酸杆菌阳性，确诊肺结核及淋巴结核。

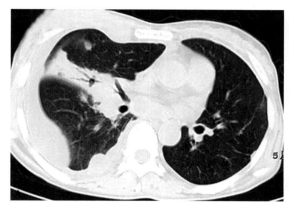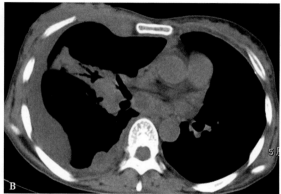

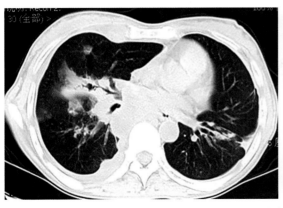
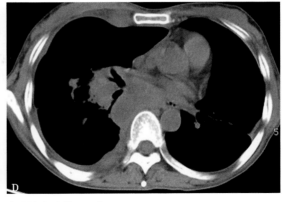

图 5-1-1　AIDS 合并肺结核患者的 CT 像

A、B. CT 肺窗及纵隔窗,示右肺中叶结核性肺实变,实质内可见含气支气管气相,中叶外侧段支气管开口未见明确显示。右侧胸腔积液,纵隔淋巴结肿大,中心液化;C、D. 为 ART 后 2 个月复查像,示肺内病灶加重,纵隔淋巴结进一步肿大

图 5-1-2 患者基本情况:男,44 岁。AIDS 合并淋巴结核患者,ART 后出现免疫重建炎性综合征。颈部淋巴结活检确诊淋巴结核。

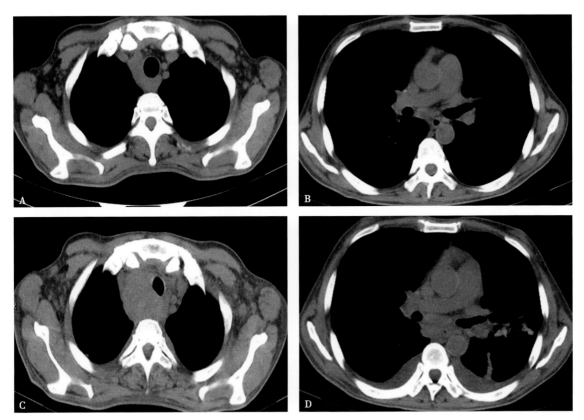

图 5-1-2　AIDS 合并淋巴结核,ART 后出现免疫重建炎性综合征

A、B. 示纵隔 2R 区、7 区稍肿大;C、D. 为 ART 20 天后复查 CT,纵隔 2R 区及 7 区淋巴结明显肿大,双侧胸腔出现积液

提示：免疫重建炎性综合征指部分艾滋病患者在开始 ART 后，尽管血浆 HIV 病毒载量及 CD4$^+$T 淋巴细胞计数均有所改善，却出现临床症状恶化，甚至死亡的现象。通常出现在 ART 后几天至 6 个月内。

IRIS 的特点：①发生在 ART 治疗后免疫功能恢复时出现；② ART 治疗有效，CD4$^+$T 淋巴细胞有升高，HIV 病毒载量下降，但感染症状加重。

IRIS 的临床分型：感染相关免疫重建炎性综合征通常分为矛盾型和暴露型。两者区别在于机体炎症反应是否针对病原体本身产生。

矛盾型 IRIS：开始进行 ART 之前就合并了机会性感染，已经或还未抗感染治疗，治疗后感染症状恶化，主要针对非活性的病原体抗原成分的应答。

暴露型 IRIS：开始 ART 前未发现合并机会性感染，治疗后出现新发感染灶，主要针对病原体本身的反应。

IRIS 的危险因素：①患者为 HIV 合并其他机会性感染患者；②首次接受 ART 治疗的患者，且治疗疗程在 3 个月内；③患者 HIV RNA 载量高；④ CD4$^+$T 淋巴细胞计数低。

IRIS 的预防：①在患者发生严重免疫抑制前就开始 ART。②在 ART 前彻底筛查活动性的机会感染。由于严重免疫抑制的患者因为炎性反应不明显，所以相应症状可能不典型。机会性感染得到诊断后过早开始 ART 是 IRIS 发生的危险因素。③对于结核病，建议 CD4$^+$T 淋巴细胞 <200cells/μL 的患者，在抗结核治疗 2 周后开始 ART，而中枢神经系统结核者建议抗结核治疗 4 周后再开始 ART。

IRIS 的治疗：当出现疑似 IRIS 时，可按照以下程序进行处理：①处理侵袭性的机会性感染（若表现为原有感染恶化的 IRIS 通常为自限性，不需要特殊处理可自愈；而表现为潜伏感染出现的 IRIS，需要针对性进行抗病原治疗）；②一定情况下可考虑使用非甾体抗感染药或短期使用皮质激素以减轻炎症反应；③多数 HIV 感染者无须中断抗病毒治疗（停药可能引发耐药或感染加重）。

（谢汝明　陈步东　鲁雁秋　陈耀凯）

第二节　眼部免疫重建炎性综合征

眼部免疫重建炎性综合征又称为免疫重建性葡萄膜炎（immune reconstitution uveitis，IRU），是指在机体处于免疫恢复时期，得到控制的 CMV 视网膜炎或其他眼部机会性感染的患眼出现了新的炎症反应，在排除其他原因所致的炎症反应后，可诊断为眼 IRU。

IRU 发病机制：虽然 IRU 的发病机制尚不完全确定，推测可能是机体免疫恢复的情况下，对眼内巨细胞病毒抗原或隐匿巨细胞病毒复制的一种炎症反应。重建免疫细胞的数量与功能、淋巴细胞的再分布、TH2/TH1 比值的改变、调控细胞的凋亡途径、基因易感性、抗原负荷等均可能起到一定作用。

病例 1

患者男，37 岁。

主诉：乏力半年，右眼视物模糊 2 个月，左眼眼前漂浮物 4 天。

病史：同性恋史 2 年，多个性伴侣。

眼部检查：矫正视力右眼 0.5，左眼 0.6，双角膜清，KP（+），前房中深，房闪（±），瞳孔圆，晶状体清。眼底见图 5-2-1。

辅助检查：HIV 抗体（+），$CD4^+T$ 淋巴细胞 10cells/μL，CMV-IgM（+）。

诊断：①双巨细胞病毒性视网膜炎；②获得性免疫缺陷综合征。

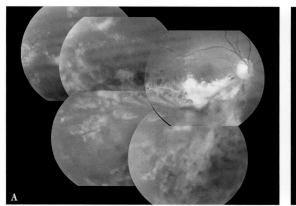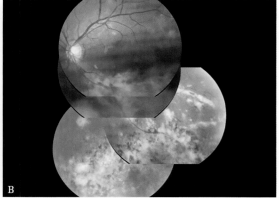

图 5-2-1　AIDS 合并 CMVR 患者双眼底彩像
A 和 B 示双眼颞下方视网膜见大量黄白渗出坏死灶及出血，夹杂黄白点状病灶

治疗方案：膦甲酸钠 60mg/kg，每 8 小时一次，全身治疗。1 个月后开始 ART 治疗。

抗 CMV 治疗 1 个月后，双眼病情控制（图 5-2-2）。

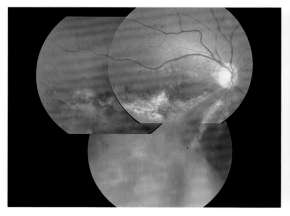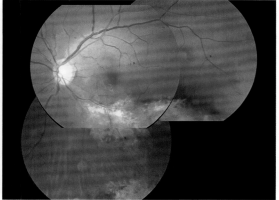

图 5-2-2　抗 CMV 治疗 1 个月后，双眼视网膜病灶基本静止

病情变化：ART 后 1 个月，左眼 CMVR 复发（图 5-2-3）。

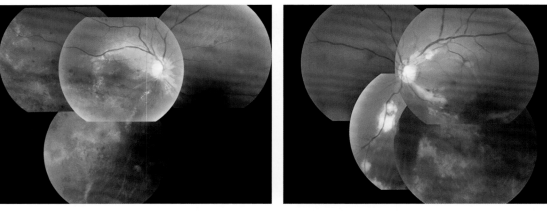

图 5-2-3 ART 治疗 1 个月后，左眼视盘颞上及颞下视网膜可见黄白色病灶，伴有出血

治疗方案：继续 ART 治疗，膦甲酸钠改为 3g，每 8 小时一次，3 周后改为维持量。
转归：双眼视网膜活动病灶静止（图 5-2-4）。

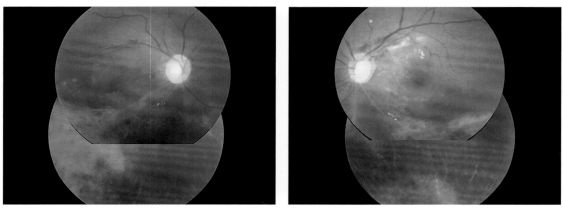

图 5-2-4 ART 治疗同时，再次予诱导剂量膦甲酸钠治疗 3 周后，双眼视网膜病灶静止

分析：巨细胞病毒免疫重建视网膜炎（CMV-IRR）是 AIDS 患者眼部免疫重建炎性综合征的常见类型。CMV-IRR 分为两型：暴露性 IRR 和矛盾性 IRR。该例患者为矛盾性 IRR：即以往发生的巨细胞病毒视网膜炎于 ART 治疗后静息但又复发，或于治疗过程中恶化增重的病症。

病例 2

患者男，57 岁。

主诉：发热咳嗽 50 天，胸闷气短 7 天。

病史：不洁性行为史。

眼部检查：双眼矫正视力 1.0，眼压正常，双眼前节未见异常。眼底如图 5-2-5 所示。

辅助检查：HIV 抗体(+)，CD4$^+$T 淋巴细胞计数 8cells/μL；HIV 病毒载量 1.3×10^{5}copies/mL；CVM-IgM(−)。肺部 CT 及肺泡液灌洗检查结果示：肺孢子菌肺炎。

诊断：①获得性免疫缺陷综合征；②肺孢子菌肺炎；③HIV 视网膜微血管病变。

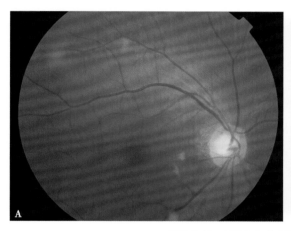
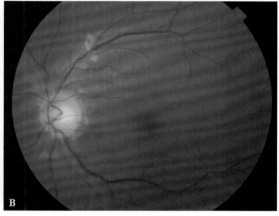

图 5-2-5　AIDS 合并 HIV 视网膜病变眼底彩像
A、B. 示双视盘界清，色可，左眼视盘颞上方可见棉绒斑

治疗：甲氧苄啶(复方磺胺甲异噁唑)、ART。

ART 后 2 周，眼底表现如图 5-2-6。

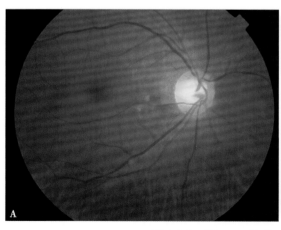
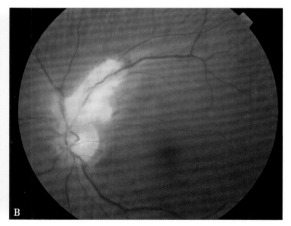

图 5-2-6　图 5-2-5 患者 ART 治疗 2 周后的眼底彩像
A. 右眼底无变化；B. 左眼颞上视网膜可见黄白色病灶

辅助检查：血 CMV-DNA(−)；CD4$^+$T 淋巴细胞计数 47cells/μL。

诊断：①获得性免疫缺陷综合征；②左眼巨细胞病毒性视网膜炎；③肺孢子菌肺炎。

治疗：ART，抗 CMV 治疗。

治疗 3 周后，眼底表现如图 5-2-7。

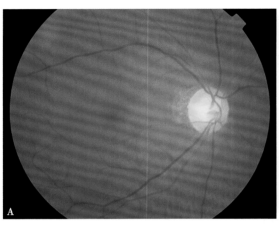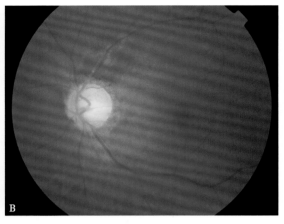

图 5-2-7　图 5-2-6 患者抗 CMV 治疗 3 周后的眼底彩像
A. 右眼底无变化；B. 左眼颞上视网膜病灶消退

病例 3

患者男，41 岁。

主诉：头痛、恶心、呕吐 2 个月。

病史：发现 HIV 感染合并新型隐球菌脑炎 1 个月，未行抗 HIV 治疗。

眼部检查：矫正视力右眼 0.8，左眼 0.8，眼压正常，双角膜清，前房中深，瞳孔圆，晶状体清。眼底如图 5-2-8。

辅助检查：脑脊液墨汁染色（＋），CD4+T 淋巴细胞计数 5cells/μL。

诊断：①获得性免疫缺陷综合征；②新型隐球菌脑炎；③双视乳头水肿。

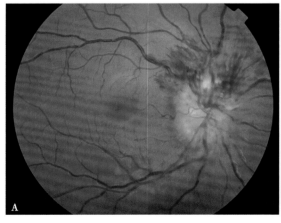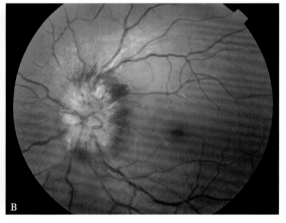

图 5-2-8　AIDS 合并隐球菌脑炎眼底彩像
A、B. 双眼视乳头水肿、出血

治疗：两性霉素联合 5- 氟胞嘧啶治疗。

治疗 1 个月后，患者症状明显减轻，眼底如图 5-2-9。

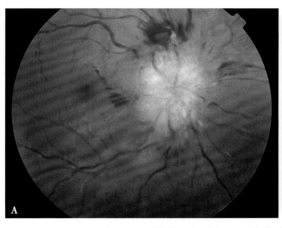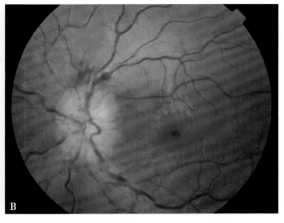

图 5-2-9　图 5-2-8 抗隐球菌治疗 1 个月后眼底彩像
A、B. 治疗 1 个月后,视乳头水肿及出血逐渐减轻

患者隐球菌脑炎病情稳定后予抗 HIV 治疗,治疗 1 个月后,左眼上方黑影遮挡,眼底检查如图 5-2-10。

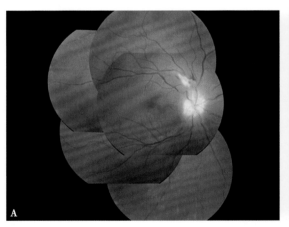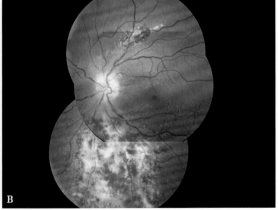

图 5-2-10　图 5-2-9 患者 ART 1 个月后眼底彩像
A. 右眼视盘上方 CMVR；B. 左眼下方及视盘颞上方出现典型的 CMVR

分析：该病例为暴露性 IRR,即 ART 治疗前机体内本身即存在隐性 CMV 感染,当 ART 开始后机体免疫力迅速恢复对隐性 CMV 感染的反应而出现特征性病症。

病例 4

患者男,48 岁。

主诉：双眼视力下降 1 年。

病史：发现 HIV 抗体阳性 1 年,ART 1.5 个月,治疗前 CD4$^+$T 淋巴细胞计数 6cells/μL。

眼部检查：右眼矫正视力 0.1,左眼矫正视力 1.0；眼压正常,双角膜清,白色粉尘状 KP(+),房水闪辉(++),双晶状体轻混,玻璃体轻混。眼底如图 5-2-11 所示。

辅助检查：CD4⁺T淋巴细胞计数44cells/μL。

诊断：①双霜枝样巨细胞病毒性视网膜炎；②获得性免疫缺陷综合征。

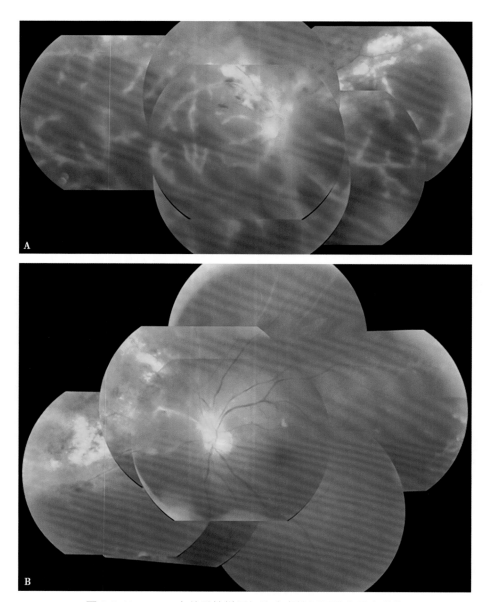

图 5-2-11　AIDS 合并霜枝样巨细胞病毒性视网膜炎眼底彩像

A. 右眼视盘边界模糊，视网膜静脉呈霜枝样改变，视盘旁颞上血管旁见 2DD 大小黄白色病灶区伴点片状出血，距视盘 3 DD 处可见沿鼻上支血管分布的条形片状黄白色病灶区，其旁有黄白色点状病灶环绕；B. 左眼视盘鼻上水肿渗出，鼻侧静脉血管霜枝样改变，鼻侧视网膜见大片黄白渗出坏死灶伴点片状出血，病灶上缘见黄白点状病灶，呈卫星灶样分布

治疗：全身抗CMV治疗。

治疗1周后：

查：矫正视力右眼0.12，左眼1.0；双角膜清，KP（+），房水闪辉（++），双晶状体轻混，玻璃体混。眼底表现如图5-2-12。

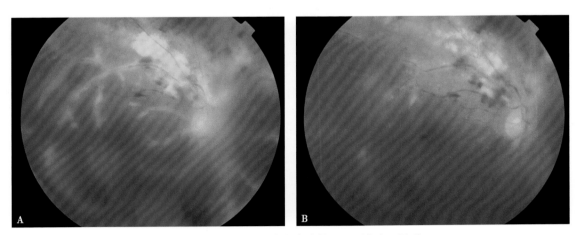

图5-2-12　图5-2-11患者全身抗CMV治疗1周后

A. 就诊时右眼底后极部彩像；B. 治疗1周后，右眼视盘边界较前略清，视网膜静脉霜枝融化，视盘旁、血管旁黄白色病灶区较前变薄，出血减少

全身抗CMV治疗3周后：

矫正视力右眼0.4，左眼1.0；眼压正常，双角膜清，KP（+），房水闪辉（±），双晶状体轻混，玻璃体混浊减轻。眼底表现如图5-2-13。

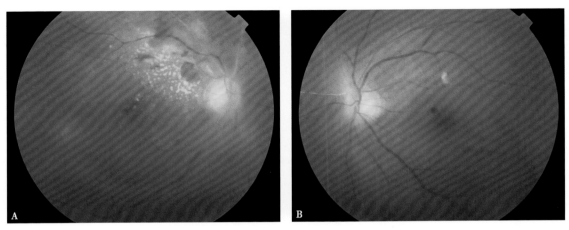

图5-2-13　图5-2-11患者全身抗CMV治疗3周后

A、B. 治疗3周后，双视网膜静脉霜枝融化。黄白色病灶明显减少，出血部分吸收

全身抗CMV治疗5周后，眼底表现如图5-2-14。

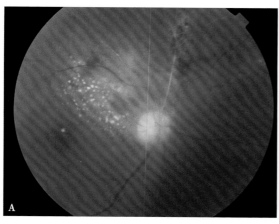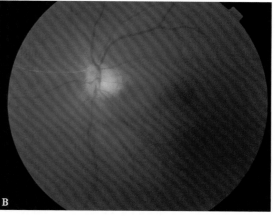

图 5-2-14 图 5-2-11 患者全身抗 CMV 治疗 5 周后

A、B. 患者治疗 5 周后，右眼视盘边界清，黄斑区鼻上方残留黄白硬渗及小片状出血，鼻上血管白线；左眼后极部见血管白线，未见活动病灶，矫正视力右眼 0.5，左眼 1.0

提示： 霜枝样血管炎是 IRU 在临床上的常见表现，多合并不同程度的葡萄膜炎表现，如：KP 阳性，房水闪辉阳性，玻璃体混浊等。

病例 5

患者男，58 岁。

主诉：左眼视物模糊 2 个月。

病史：发现 HIV 抗体阳性 7 周，当时 CD4$^+$T 淋巴细胞计数 17cells/μL，6 周前启动 ART。

眼部检查：矫正视力右眼 1.0，左眼 0.3，眼压正常，左眼角膜后见大量羊脂状 KP，前房深，房水闪辉（++），瞳孔圆，晶状体清，散瞳眼底如图 5-2-15 所示。

辅助检查：CD4$^+$T 淋巴细胞计数 152cells/μL，房水 CMV-DNA 3.291×10^{3}copies/μL。

诊断：①左眼巨细胞病毒性视网膜炎；②免疫重建炎性综合征；③获得性免疫缺陷综合征。

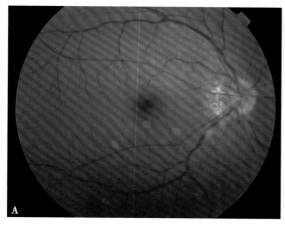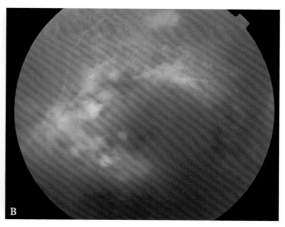

图 5-2-15 2 个月前初诊时的眼底彩像

A. 右眼底未见活动病变；B. 左眼玻璃体混浊，视盘边界不清，后极部见沿着血管弓分布的黄白病灶并出血，上方及鼻侧可见视网膜血管白线和血管鞘

治疗：全身抗CMV治疗，玻璃体腔注射更昔洛韦3mg＋曲安奈德1mg。

4周后，左眼视力0.4，前节及玻璃体腔炎症较前减轻，眼底如图5-2-16所示。

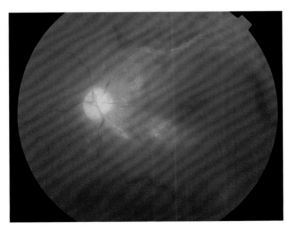

图5-2-16 图5-2-15抗CMV治疗4周的眼底彩像
左眼玻璃体混浊减轻，后极部的活动病灶消退瘢痕化

患者出院后未再治疗，2个月后复诊，右眼同前，左眼矫正视力0.02，KP（＋），房水闪辉（＋），瞳孔圆，晶状体轻混，眼底如图5-2-17所示。

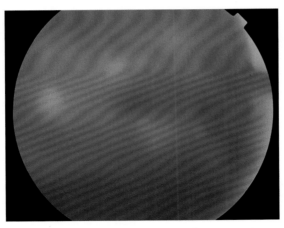

图5-2-17 图5-2-15患者2个月后眼底彩像
左眼玻璃体混浊，眼底模糊见黄白斑，隐见视盘色淡

提示：①葡萄膜炎是眼部免疫重建炎性综合征的一种常见表现，常以玻璃体炎为主，伴前节炎症，多发生在CMVR的患者，且与CMVR的病变范围相关，CMVR病变范围大的患者，炎症程度重；②免疫重建性葡萄膜炎是ART后影响患者视力预后主要因素之一，炎症重，视力预后差；③免疫重建性葡萄膜炎和CMVR均需要长期的治疗和观察。

除此之外，IRU在临床上还可表现为黄斑囊样水肿、霜枝样血管炎、视网膜前膜、视神经乳头炎、视网膜视盘新生血管形成、白内障等。

IRU表现为黄斑前膜的病情演变眼底彩像见图5-2-18～图5-2-20。

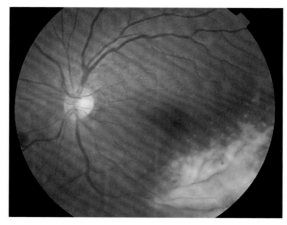

图 5-2-18　AIDS 合并 CMVR ART 前眼底彩像
左眼颞下方见 CMVR 病灶

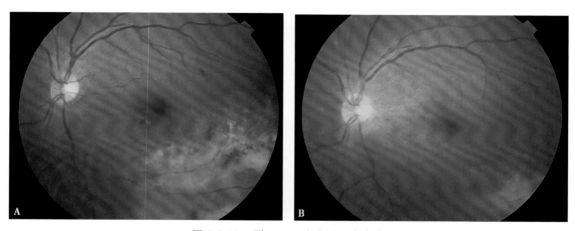

图 5-2-19　图 5-2-18 治疗后眼底彩像
A. 治疗后 2 周,左眼颞下方病灶明显减轻;B. 治疗后 4 周,左眼颞下方病灶消退,瘢痕化

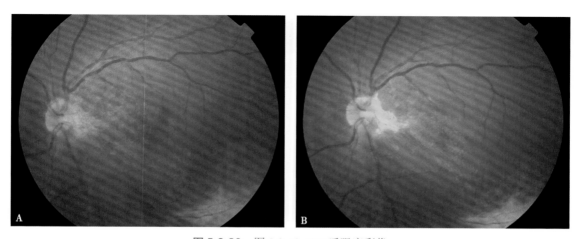

图 5-2-20　图 5-2-19 ART 后眼底彩像
A. ART 后 1 个月,左视盘颞侧增殖膜,累及黄斑;B. ART 后 3 个月,左视盘颞侧增殖膜,黄斑前膜

提示：IRU 危险因素为① CD4$^+$T 淋巴细胞的快速增长；② HIV-RNA 的下降；③开始接受 ART 极低的 CD4$^+$T 淋巴细胞计数（＜50cells/μL）；④巨细胞病毒性视网膜炎的病灶范围（25%～30% 或更多）。

（李　丹　孙挥宇）

参 考 文 献

1. Lawn SD，Wood R. Immune reconstitution inflammatory syndrome. The Lancet Infectious Diseases，2010，10（12）：833-834.

2. Tappuni AR. Immune reconstitution inflammatory syndrome. Adv Dent Res，2011，23（1）：90-96.

3. Letang E，Miro JM，Nhampossa T，et al. Incidence and predictors of immune reconstitution inflammatory syndrome in a rural area of Mozambique. PLoS One，2011，6（2）：e1 6946.

4. Grant PM，Komarow L，Andersen J，et al. Risk factor analyses for immune reconstitution inflammatory syndrome in a randomized study of early VS. deferred ART during all opportunistic infection. PLoS One，2010，5（7）：e1 1416.

5. Murdoch DM，Venter WD，Feldman C，et al. Incidence and risk factors for the immune reconstitution inflammatory syndrome in HIV patients in South Africa：a prospective study. AIDS，2008，22（5）：601-610.

6. Zanoni I，Granucci F. Regulation and dysregulation of innate immunity by NFAT signaling downstream of pattern recognition receptors（PRRs）. Eur J Immunol，2012，42（8）：1924-1931.

7. Stephen D. Lawn，French MA. Immune reconstitution disease：recent developments and implications for antiretroviral treatment in resource-limited settings. Curr Opin HIV AIDS，2007，2（4）：339-345.

8. R Manfredi，F Pieri，SA Pileri，et al. The changing face of AIDS-related opportunism：cryptococcosis in the highly active antiretroviral therapy（ART）era. Case reports and literature review. Mycopathologia，1999，148（2）：73-78.

9. AK Musubire，BD Meya，H Mayanja-Kizza，et al. Challenges in diagnosis and management of Cryptococcal immune reconstitution inflammatory syndrome（IRIS）in resource limited settings. African health sciences，2012，12（2）：226-230.

10. MR Robinson，G Reed，KG Csaky，et al. Immune-recovery uveitis in patients with cytomegalovirus retinitis taking highly active antiretroviral therapy. The American Journal of Ophthalmology，2000，130（1）：49-56.

第六章

艾滋病相关药物不良反应

HIV 感染的治疗及 AIDS 合并症治疗均以药物为主,且 AIDS 及结核等合并症需要长期用药,多种药物长期联合应用的情况下,药物不良反应成为临床不容忽视的问题。

第一节　药物所致眼部病变

HIV 感染患者的眼部病变与机体免疫力相关,除此之外,ART 及患者出现各种并发症所用药物也会对眼部造成不同程度的损害,影响患者的视功能。在此,笔者把临床上所见 HIV 患者药物所致眼部病变总结如下,希望能对大家有帮助。

一、视网膜出血

病例 1

患者男,42 岁。

主诉:双眼视物模糊 5 天。

现病史:5 天前开始双眼视物模糊,伴有无明显诱因乏力、头晕、心慌,伴发热,体温最高 38.5℃,时有盗汗,无咳嗽咳痰。

既往史:5 年前体检发现 HIV 感染,当时 CD4$^+$T 淋巴细胞计数 400cells/μL,未治疗。2 年前监测 CD4$^+$T 淋巴细胞计数降至 160cells/μL,开始予齐多夫定 + 拉米夫定 + 奈韦拉平抗病毒治疗。因使用齐多夫定出现皮疹,第 6 周时改为司他夫定。2 个月前复查 CD4$^+$T 淋巴细胞计数升至 408cells/μL,为防止司他夫定副反应,于 8 周前将司他夫定换为齐多夫定,更换之前血红蛋白 148g/L,4 周前复查血红蛋白 104g/L。既往癫痫病史 2 年,口服丙戊酸钠片治疗。

眼部检查:视力右眼 0.02,左眼 0.05,双眼角膜清,前房中深,瞳孔圆,对光反射灵敏。眼底:双眼视盘边界模糊,视网膜前可见片状出血及大片浅层视网膜出血(图 6-1-1)。

辅助检查:血常规 WBC $1.56×10^9$/L、Hb 46.9g/L、PLT $11.2×10^9$/L。骨髓穿刺结果示:重度骨髓抑制。脑脊液穿刺压力 235mmH$_2$O。

诊断：①双视网膜出血；②获得性免疫缺陷综合征；③重度贫血；④粒细胞缺乏；⑤血小板下降。

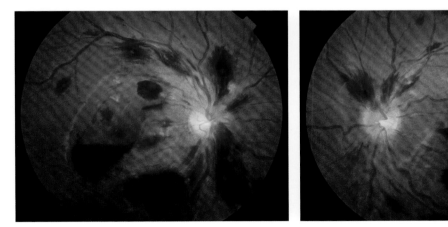

图 6-1-1　AIDS 合并视网膜出血眼底彩像
双眼视盘边界模糊，视网膜前可见片状出血及大片浅层视网膜出血，累及黄斑

患者于 2 个月前曾行眼科检查，双矫正视力均为 1.0，前后节未见异常（图 6-1-2）。

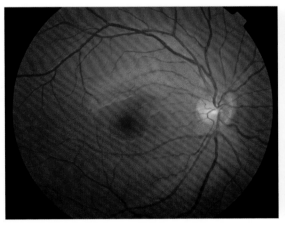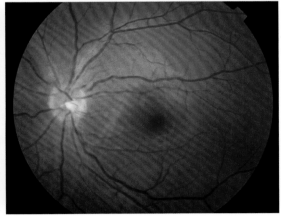

图 6-1-2　图 6-1-1 患者 2 个月前眼底像
双眼底未见异常

治疗经过：入院后停用 ART 治疗，口服药物纠正贫血、升高白细胞。输注血小板防止出血。加用维生素 K_1 防止出血。继予重组人粒细胞集落刺激因子注射液（吉粒芬）150μg 每天 2 次，皮下注射升高白细胞；加用注射用重组人白细胞介素 -11（吉巨芬）皮下注射升高血小板；间断使用促红素纠正贫血；甘露醇降颅内压。

治疗一周后眼底如图 6-1-3 所示。

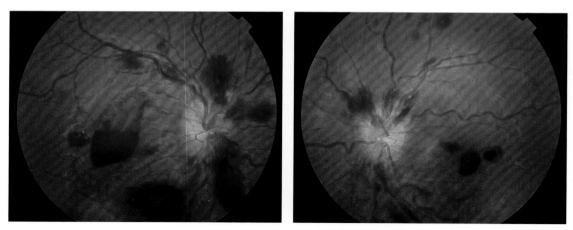

图 6-1-3　图 6-1-1 患者治疗 1 周后眼底像
双视乳头水肿出血，视网膜前可见片状出血，双黄斑前出血，右黄斑出血区可见液平

治疗 1 个月后，矫正视力右眼 0.02，左眼 0.1。眼底如图 6-1-4 所示。

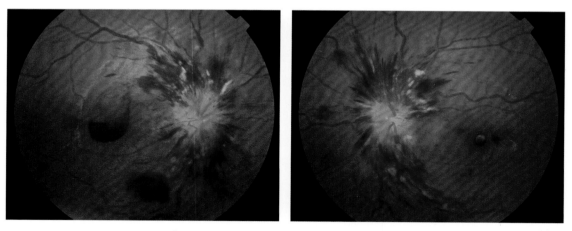

图 6-1-4　图 6-1-1 患者治疗 1 个月后眼底像
双视乳头水肿出血，视网膜前可见片状出血，双黄斑前出血，右黄斑出血区可见液平

治疗 6 周后，矫正视力右眼 0.02，左眼 0.3。眼底如图 6-1-5 所示。

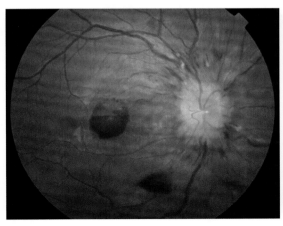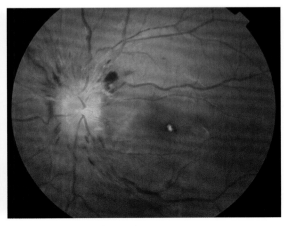

图 6-1-5　图 6-1-1 患者治疗 6 周后眼底像
双视乳头水肿减轻，出血减少，视网膜出血减少，右眼黄斑区出血并液平，左眼黄斑出血明显减少，残留硬渗

治疗 2 个月后，矫正视力右眼 0.04，左眼 0.4。眼底如图 6-1-6 所示。

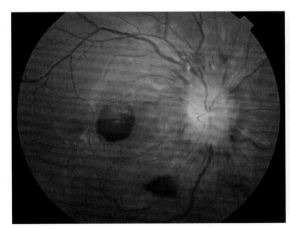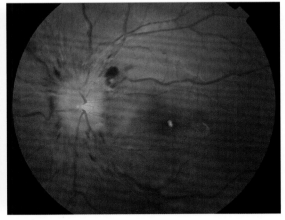

图 6-1-6　图 6-1-1 患者治疗 2 个月后眼底像
双视乳头水肿减轻，出血减少，视网膜出血减少，右眼黄斑区出血并液平，左眼黄斑残留硬渗

治疗 3 个月后,矫正视力右眼 0.3,左眼 0.6。眼底如图 6-1-7 所示。

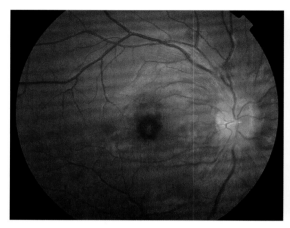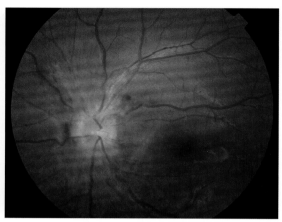

图 6-1-7　图 6-1-1 患者治疗 3 个月后眼底像
双视乳头水肿明显减轻,出血大部分吸收,视网膜出血减少,右眼黄斑区出血减少,左眼黄斑渗出吸收

治疗 3 个月,复查血常规 WBC 7.92×10^9/L、Hb 116.3g/L、PLT 120.8×10^9/L。

治疗 4 个月后,矫正视力右眼 0.6,左眼 0.8。眼底如图 6-1-8 所示。

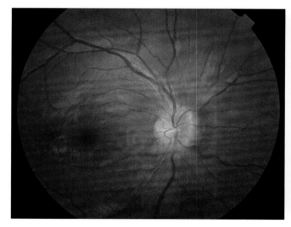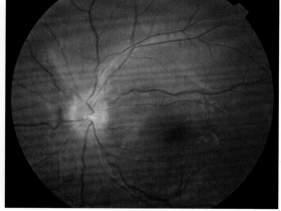

图 6-1-8　图 6-1-1 患者治疗 4 个月后眼底像
双视乳头水肿大部分消退,出血吸收,视网膜出血吸收,黄斑区出血吸收

治疗 6 个月后，矫正视力右眼 0.8，左眼 1.0。眼底如图 6-1-9 所示。

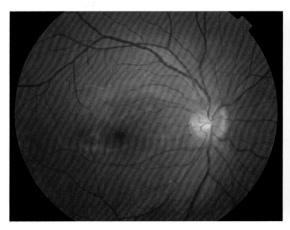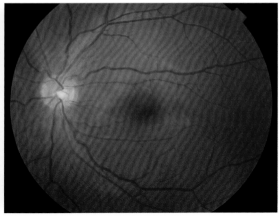

图 6-1-9 图 6-1-1 患者治疗 6 个月后眼底像
双视盘界清，色可，视网膜出血吸收，黄斑区出血吸收

治疗 1 年后，矫正视力右眼 1.0，左眼 1.2。眼底如图 6-1-10 所示。

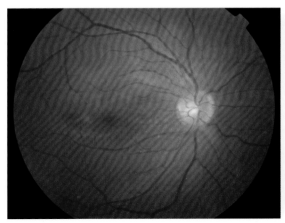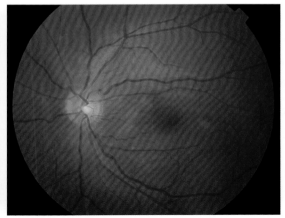

图 6-1-10 图 6-1-1 患者治疗 1 年后眼底像
双视盘界清，色可，黄斑反光存在

提示：该患者眼底表现为典型的视网膜出血，为严重贫血和血小板降低所致。患者既往使用齐多夫定期间曾出现骨髓抑制，后更换为司他夫定，近期司他夫定更换为齐多夫定，用药 4 周时血红蛋白有下降趋势，但未达到停药指征，继续使用过程中出现心悸、视力模糊，查血常规提示三系明显下降，故首先考虑药物所致骨髓抑制。

视网膜出血是贫血眼底最常见的症状，由于贫血致红细胞对氧的携带能力降低，使眼组织缺氧，血-视网膜屏障受损所致。通常可见表浅层火焰状出血和深层圆点状出血，多位于后极部，也可发生视网膜前出血，出血也可进入玻璃体。

（梁洪远　张福杰）

二、葡萄膜炎

病例 2

患者男,25 岁。

主诉:双眼视力下降 2 个月,右眼突然视物不见 10 天。

病史:发现 HIV 感染 10 个月,CD4$^+$T 淋巴细胞计数 3cells/μL,ART 治疗 7 个月,2 个月前换用二线 ART。发现肺结核 10 个月,抗结核治疗(异烟肼、吡嗪酰胺、乙胺丁醇、利福布汀)9 个月。

眼部检查:矫正视力右眼 0.2,左眼 0.25,双眼眼压 13/14mmHg,双轻度充血,双角膜清,右 KP(+),前房可,瞳孔圆,房水闪辉(±),晶状体清,玻璃体混浊,眼底不清。左前房可,瞳孔圆,晶状体清。视盘界清,色可,玻璃体轻混,眼底欠清(图 6-1-11)。

辅助检查:双眼房水检测未查见病原体;右眼诊断性玻璃体切除,玻璃体液检测未查见病原体。

诊断:①双葡萄膜炎;②肺结核;③获得性免疫缺陷综合征。

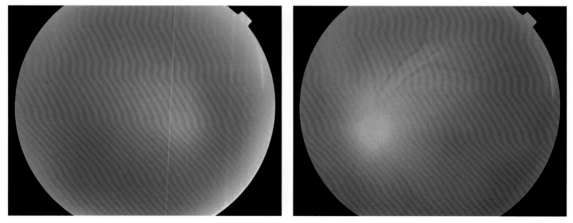

图 6-1-11　AIDS 合并葡萄膜炎患者眼底彩像
双玻璃体混浊,眼底模糊不清,双眼隐见视盘,左眼可见血管走行正常

治疗:妥布霉素地塞米松滴眼液,普拉洛芬滴眼液,复方托吡卡胺滴眼液每天 4 次点眼,停利福布汀。

治疗 10 天后眼底如图 6-1-12。

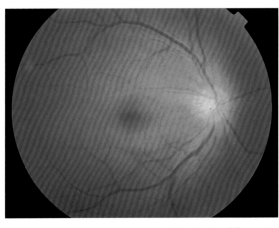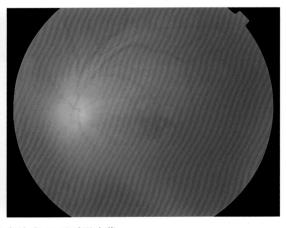

图 6-1-12　图 6-1-11 患者治疗 10 天后眼底像
右眼视盘界清，色可，黄斑反光存在，视网膜未见活动病灶。左眼玻璃体混浊减轻，视盘及血管未见异常

病例 3

患者男，42 岁。

主诉：右眼红、痛 3 天，视物不清 2 天。

病史：发现 HIV 抗体（+）8 个月，ART 7 个月；发现肺结核、淋巴结核半年，利福布汀治疗 0.3g/ 日，治疗半年。

眼部检查：视力右 0.25，左 1.5，眼压正常，右混合充血，角膜轻混，前房积脓Ⅰ级，瞳孔圆，晶状体清，玻璃体混，眼底不清（图 6-1-13）。左眼前后节未见异常（图 6-1-14）。

辅助检查：CD4$^+$T 淋巴细胞计数 177cells/μL。右眼内液检测 2 次未查见病原体。IL-6：31 167.1pg/μL。

诊断：①双葡萄膜炎；②肺结核；③淋巴结核；④获得性免疫缺陷综合征。

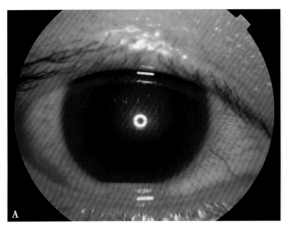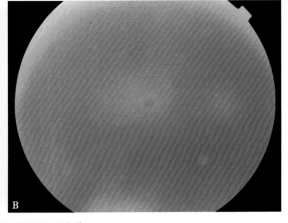

图 6-1-13　右眼眼前节及眼底像
A. 右眼前节像：混合充血，前房积脓；B. 右眼底像：玻璃体混浊，眼底不清

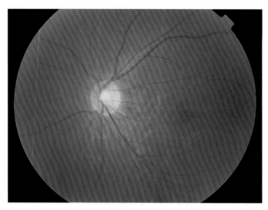

图 6-1-14　图 6-1-13 患者左眼眼底未见明显异常

停用利福布汀，予妥布霉素地塞米松滴眼液、普拉洛芬滴眼液、复方托吡卡胺滴眼液每天4 次，阿托品眼用凝胶每天 2 次点眼，治疗 1 周后眼底如图 6-1-15。

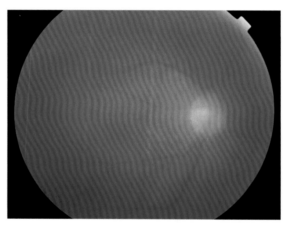

图 6-1-15　图 6-1-13 患者治疗 1 周后右眼眼底像
玻璃体混浊减轻，眼底隐约可见

2 周后，患者未再复诊。电话随访，患者于 1 个月后视力恢复至 1.2。

提示：以上 2 例葡萄膜炎为利福布汀药物不良反应。

利福布汀是利福霉素的螺旋哌啶衍生物，对结核杆菌的抑菌作用比利福平约强 4 倍，主要用于分枝杆菌的肺部感染，对利福平耐药的结核杆菌菌株亦有效，口服：0.15～0.3g/日。利福布汀常见不良反应包括：关节炎、假性黄疸和葡萄膜炎等。眼部不良反应可表现为：前葡萄膜炎、前房积脓、玻璃体混浊，类似眼内炎表现、视网膜血管炎、黄斑水肿等。葡萄膜炎发生在用药两周～9 个月，利福布汀与克拉霉素和/或氟康唑同时应用时发生率高。

发病机制：药物本身或结合血清和组织中的蛋白质成为抗原。通过血循环在细胞表面形成抗原 - 抗体复合物，诱导的急性炎症反应对宿主组织造成破坏。

治疗：停药，激素、散瞳剂治疗，多数患者可痊愈。

（韩　宁　赵红心）

三、剥脱性皮炎、剥脱性角结膜炎

剥脱性皮炎又称为红皮病，主要发病机制不明确，可能与皮肤中的细胞因子和细胞黏性分子之间的相互作用有关。在红皮病中，表皮更替次数增加，基底细胞数目增多，而表皮通过时间缩短，因而更多的物质从皮肤表面丧失。

临床表现为皮肤、黏膜的皮疹、脱落及毛发轻重不等的脱落和全身改变。眼部的主要表现为睑缘皮肤的剥脱，重者可有不同程度的睫毛脱落，结膜的剥脱性炎症，角膜剥脱性炎症、溃疡，严重者可导致角膜的穿孔，影响视力。

病例 4

患者男，43 岁。

主诉：双眼疼痛，不能睁眼视物 1 周。

病史：主因"艾滋病，肺结核，肺感染"住院治疗，住院期间出现剥脱性皮炎，并眼部症状。既往 HIV 感染 3 年，ART 2 个月。

用药：拉米夫定、司他夫定、依非韦伦、异烟肼、利福平、吡嗪酰胺、乙胺丁醇、多潘立酮、奥美拉唑、阿莫西林、甲硝唑、法莫替丁等。

眼部检查：床边会诊，全身皮肤剥脱，双眼视力大于指数 /33cm，双眼睑皮肤剥脱，睑缘皮肤剥脱，结膜充血，睫状充血，角膜清，前房可，瞳孔圆，光反射存在（图 6-1-16）。

辅助检查：CD4$^+$T 淋巴细胞计数 47cells/μL。

诊断：剥脱性角结膜炎；药疹；重型剥脱型皮炎；获得性免疫缺陷综合征；肺结核；败血症；感染中毒性肺炎；慢性丙型病毒性肝炎；慢性浅表性胃炎；幽门螺旋杆菌感染。

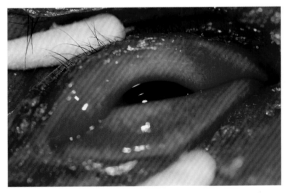

图 6-1-16　AIDS 合并剥脱性角结膜炎患者的眼表彩像
眼睑皮肤剥脱，睑缘皮肤剥脱，结膜充血，睫状充血，角膜清

治疗：除皮肤科和内科的常规治疗外，对于眼部情况，我们应该在病变早期应用抗生素眼水以防止感染；同时冲洗结膜囊，保护角结膜，防止睑球粘连；对于有睑内外翻、睑裂闭合不全者注意涂眼膏，以防暴露性角膜炎。

剥脱性皮炎的致病原因有很多，该艾滋病患者病情，经皮肤科和感染科专家会诊后考虑为药物所致。建议在诊疗中注意药物对眼部和全身的影响，尤其是重症患者和需要多种药物同时应用的患者，注意药物副作用，注意药物间的配伍禁忌。

眼科医生除了解常见的 AIDS 眼部并发症外，也要注意 ART 治疗过程中抗病毒药物的副作用导致的眼部病变。

（王　芳　赵红心）

第二节　抗反转录病毒治疗常用药物及副作用

一、核苷逆转录酶抑制剂

核苷逆转录酶抑制剂（NRTIs）是一种双脱氧核苷衍生物，与合成 HIV DNA 逆转录酶的底物脱氧核苷酸类似，在体内转化为三磷酸核苷衍生物，与三磷酸脱氧核苷竞争性结合 HIV 逆转录酶（RT），通过抑制病毒的逆转录过程而阻止病毒 DNA 的合成。目前国内常用的 NRTIs 包括齐多夫定（ZDV）、拉米夫定（3TC）、阿巴卡韦（ABC）、富马酸替诺福韦二吡夫酯（TDF）、丙酚替诺福韦（TAF）、恩曲他滨（FTC）。虽然这类药物作用机制类似，但不良反应却不尽相似（表 6-2-1）。

表 6-2-1　NRTIs 药物用法及不良反应

药品通用名	用法用量	不良反应
齐多夫定（ZDV）	300mg/ 次，2 次 / 日	1. 骨髓抑制　主要针对粒细胞和血红蛋白； 2. 肌病　心肌病或心肌炎，常见于长期服用者； 3. 乳酸重度 / 严重肝脂肪变性肿大　偶尔发生； 4. 胃肠道不适
拉米夫定（3TC）	300mg/ 日，分 1 次或 2 次口服	不良反应较少，症状轻微，偶有头痛、恶心、腹泻等不适
阿巴卡韦（ABC）	300mg/ 次，2 次 / 日	不良反应发生率超过 10% 1. 恶心、呕吐、嗜睡和疲劳； 2. 过敏反应　发热、皮疹、胃肠道症状、嗜睡和不适；少数还可能发生无皮疹和发热的过敏反应，还可能出现呼吸系统症状等
富马酸替诺福韦二吡夫酯（TDF）	300mg/ 次，1 次 / 日	1. 乳酸酸中毒 / 伴有脂肪变性的中毒肝大； 2. 肾损害、骨质疏松、免疫重建炎性综合征等； 3. 皮疹、腹泻、头痛、抑郁、恶心等
丙酚替诺福韦（TAF）	25mg/ 次，1 次 / 日	基本同 TDF，但发生率低，且症状轻
恩曲他滨（FTC）	200mg/ 次，1 次 / 日	头痛、腹泻、恶心和皮疹、皮肤色素沉着

二、非核苷逆转录酶抑制剂

非核苷逆转录酶抑制剂（NNRTIs）是通过底物结合部位的构象来抑制逆转录酶活性。这类药物具有结构多样、高效、低毒以及与其他药物协同作用的特性，抑制病毒复制活性强，但耐药率高。这类药物主要有：奈韦拉平（NVP）、依非韦伦（EFV）、依曲韦林（ETV）、利匹韦林（RPV）（表6-2-2）。

表 6-2-2　NNRTIs 药物用法及不良反应

药品通用名	用法用量	不良反应
奈韦拉平（NVP）	200mg/次，2次/日	1. 皮疹； 2. 肝损害　出现重症肝炎或肝功能不全时，应终身停药
依非韦伦（EFV）	体重>60kg，600mg/次，1次/日； 体重<60kg，400mg/次，1次/日	1. 中枢神经系统毒性　头痛、嗜睡、抑郁、非正常思维等； 2. 皮疹； 3. 肝功能异常； 4. 血脂代谢异常
依曲韦林（ETV）	200mg/次，2次/日，餐后口服	1. 皮疹　多数程度较轻，用药后2周内出现，随治疗延续可逐渐消退；严重者可致命； 2. 其他　腹泻、恶心、腹痛、呕吐、疲劳、手或足麻刺感或疼痛感等
利匹韦林（RPV）	25mg/次，1次/日，随餐服用	致郁、失眠、头痛、皮疹

三、蛋白酶抑制剂

蛋白酶抑制剂（PIs）通过抑制 HIV 蛋白酶，病毒虽然仍会产生，但是不具有传染性。通过这种方式可以阻止 HIV 的进一步感染。但蛋白酶抑制剂的不良反应明显，容易耐药。常见的有洛匹那韦/利托那韦（LPV/r，即克力芝）、达芦那韦（DRV）等（表6-2-3）。

表 6-2-3　PIs 药物用法及不良反应

药品通用名	用法用量	不良反应
达芦那韦（DRV）	600mg+100mg 利托那韦，2次/日，与食物同服 800mg+150mg 考比司他，1次/日，与食物同服	1. 腹泻、恶心、皮疹； 2. 脂肪重新分布； 3. 代谢异常　高脂血症、糖尿病等
洛匹那韦/利托那韦（克力芝，LPV/r）	2片/次，2次/日（每片含量：LPV 200mg，RTV 50mg）	1. 腹泻、恶心； 2. 血脂异常、肝功能异常

四、整合酶抑制剂

整合酶是 HIV 复制过程中必备的酶之一，在 HIV 中存在，在正常人体细胞中不存在，因而整合酶抑制剂抗病毒疗效好。现阶段，只有二酮酸类化合物展示出有效的细胞内抗病毒活性。与其他抗逆转录病毒药物联合用药以有效治疗 HIV 感染，且不易产生耐药性。现常用整合酶抑制剂（INSTIs）包括：拉替拉韦钾（RAL）、多替拉韦钠（DTG）等（表 6-2-4）。

表 6-2-4 INSTIs 药物用法及不良反应

药品通用名	用法用量	不良反应
拉替拉维钾（RAL）	400mg/ 次，2 次 / 日，餐前餐后均可	1. 恶心、呕吐、腹泻； 2. 发热、头痛等； 3. 少见肝肾损伤
多替拉韦钠（DTG）	50mg/ 次，1 次 / 日，饭前饭后都可	1. 失眠多梦、抑郁、自杀等精神异常； 2. 头痛头晕等神经症状； 3. 恶心、呕吐、腹胀等胃肠道反应； 4. 皮疹、瘙痒等皮肤改变； 5. ALT、AST、肌酸磷酸激酶升高等
艾维雷韦（EVG）	EVG 150mg/cobicistat 150mg/TDF 300mg/（TAF 25mg）/FTC 200mg，1 片 / 日	肝、肾损伤
Bictegravir（BIC）	BIC 50mg/TAF 25mg/FTC 20mg，1 片 / 日	用药较少，可能有肾功能损伤

五、融合抑制剂

融合抑制剂（FIs）是通过与 HIV 包膜糖蛋白 gp41 结合，抑制病毒进入靶细胞，在感染的初始阶段切断 HIV-1 的传播。艾博韦泰是我国自主研发的全球第一种长效注射 FIs，除此之外还有恩夫韦肽等药物已上市（表 6-2-5）。

表 6-2-5 FIs 药物用法及不良反应

药品通用名	用法用量	不良反应
艾博韦泰（ABT）	320mg/ 次，第 1、2、3、8 天每天一次，此后每周一次	1. 腹泻、头痛、头晕、皮疹； 2. 高脂血症、ALT 升高、AST 升高、GGT 升高、高胆红素症和血尿酸升高等
恩夫韦肽（ENF）	90mg/ 次，2 次 / 日，皮下注射	1. 注射反应 硬结、结节、疼痛等； 2. 乏力

（陈耀凯　赵　庭）

参 考 文 献

1. Siegal FP，Eilbott D，Burger H，et al. Dose-limiting toxicity of rifabutin in AIDS-related complex：syndrome of arthralgia/arthritis. AIDS，1990，4：433-441.

2. Chaknis MJ，Brooks SE，Mitchell KT，et al. Inflammatory opacities of the vitreous in rifabutin-associated uveitis. Am J Ophthalmol，1996，122：580-582.

3. Wendy M Smith，Reddy MG，Hutcheson KA，et al. Rifabutin-associated hypopyon uveitis and retinal vasculitis with a history of acute myeloid leukemia. J Ophthalmic Inflamm Infect，2012，2（3）：149-152.

4. Naranjo CA，Busto U，Sellers EM，et al. A method for estimating the probability of adverse drug reactions. Clin Pharmacol Ther，1981，30：239-245.

5. 李兰娟，王宇明. 感染病学. 北京：人民卫生出版社，2019：175-191.

6. 卢洪洲. 艾滋病及其相关疾病常用药物与相互作用. 上海：上海科学技术出版社，2020：11-32.

7. 中华医学会感染病学分会艾滋病丙型肝炎学组，中国疾病预防控制中心. 艾滋病诊疗指南（2018 版）. 中国艾滋病性病，2018，24（12）：1266-1282.

7 第七章

儿童艾滋病相关眼病

　　儿童艾滋病患者是一个非常特殊的群体,病毒感染后,会出现生长发育迟缓甚至停滞,易生病,易发生营养不良,年龄越小,发育异常和营养不良状况越严重。因免疫功能缺陷易发生严重感染。儿童感染 HIV 还会出现神经系统损害,反应迟缓,性情淡漠,认知、语言和社会适应能力延迟或下降。还可因服用抗病毒药物副作用出现贫血、消瘦、胃肠疾病等。

　　文献中,艾滋病儿童眼部表现多种多样,包括眼部附件病变,前节病变:干眼症、角膜混浊、角膜感染、前葡萄膜炎、Burkitt 淋巴瘤伴眼睑外翻;眼底病变:巨细胞病毒性视网膜炎、视网膜脱离、玻璃体积血、静脉周围炎、弓形虫脉络膜炎、黄斑水肿、视网膜血管鞘、视网膜微血管病变、视网膜出血、眼内神经病变等均有报道。

　　此外,儿童患者的症状和体征并不一致,Livingston PG 关于 36 例艾滋病儿童眼病的研究中 18 例(50%)有症状的艾滋病患者中有 9 例出现眼部症状。15 例无症状的 HIV 感染者中有 1 例出现眼部症状。

病例 1

　　患者男,15 岁。

　　体检时发现眼部病变。

　　病史:发现 HIV 感染 15 年,右眼视力下降 2～3 个月。

　　眼部检查:矫正视力右眼 0.1,左眼 0.5,眼压正常,双角膜清,KP(+),前房中深,瞳孔圆,晶状体清。眼底如图 7-0-1 所示。

　　辅助检查:CD4$^+$T 淋巴细胞计数 32cells/μL。

　　诊断:①右眼玻璃体积血;②左眼视网膜炎,视网膜血管炎(病毒感染可能大);③获得性免疫缺陷综合征。

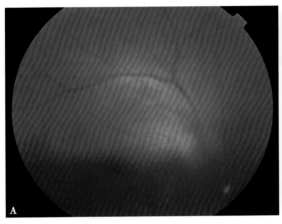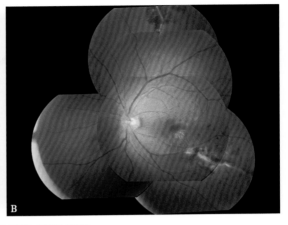

图 7-0-1 AIDS 儿童眼底病变彩像

A. 右眼玻璃体积血混浊,眼底模糊可见视盘;B. 左眼视盘界清,色可,颞下视网膜静脉见血管鞘,血管旁见黄白病灶及出血,上方中周部视网膜静脉血管鞘,伴有片状出血,黄斑区见硬渗

提示:文献中,CMVR 是儿童患者视力损害常见原因,儿童的巨细胞病毒性视网膜炎多发生在 CD4⁺T 淋巴细胞计数 <50cells/μL 的患者。对于 CD4⁺T 淋巴细胞计数 <200cells/μL 的患儿建议常规眼底检查。

病例 2

患者男,12 岁。

主诉:双眼视物不见。

病史:体检时发现双眼无光感,具体情况不详。

眼部检查:双眼无光感,双眼角膜清,色素性 KP(+)。右眼前房浅,虹膜后粘连,晶状体混,眼底不清(图 7-0-2);左眼瞳孔圆,晶状体轻混,眼底可见视盘色淡,血管闭塞,视网膜大片灰黄病灶(图 7-0-3)。

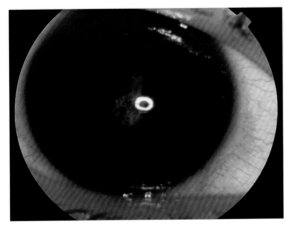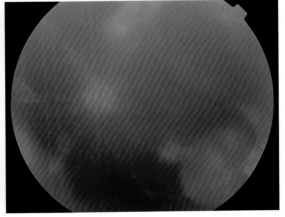

图 7-0-2 AIDS 儿童右眼眼前节彩像
右眼瞳孔圆,晶状体混,眼底不清

图 7-0-3 AIDS 儿童左眼底彩像
左眼底可见视盘色淡,血管闭塞,视网膜大片灰黄病灶

辅助检查：CD4$^+$T 淋巴细胞计数 179cells/μL。

诊断：①双眼黑矇；②陈旧葡萄膜视网膜病变（巨细胞病毒性视网膜炎可能大）；③获得性免疫缺陷综合征。

病例 3

患者女，10 岁。

主诉：双眼视物不见。

病史：体检时发现双眼视物不见，具体情况不详。

查体：双眼无光感，双眼角膜清，色素性 KP（+），瞳孔欠圆，虹膜后粘连，右眼 NVI（+），左眼 NVI（−），晶状体混。眼底如图 7-0-4 所示。

辅助检查：CD4$^+$T 淋巴细胞计数 4cells/μL。

诊断：①双视网膜脱离；②双陈旧视网膜病变；③获得性免疫缺陷综合征。

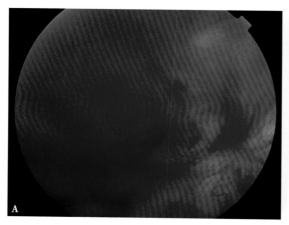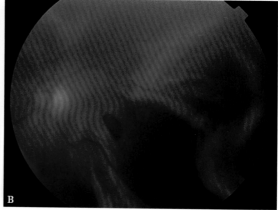

图 7-0-4　AIDS 儿童眼底彩像

A. 眼底模糊，右眼后极部见视网膜增殖及新生血管；B. 左眼视盘色淡，视网膜脱离，黄斑区及周边可见多个裂孔

笔者临床上并未见到主动来就诊的儿童艾滋病眼病患者，以上是在对感染患者免费的体检中发现的儿童眼病。

儿童艾滋病患者感染主要途径是母婴传播，儿童艾滋病患者是一个非常特殊的群体，受年龄限制，儿童本身认知和自理能力差。而绝大多数患儿的父母本身是艾滋病患者，文化水平较低，患病后由于身体、经济和精神压力自顾不暇而无力照顾患者。受所患疾病的影响，患儿很难被正常同龄人和家庭接受。发现疾病困难，很多儿童就诊或是被发现时已经单眼或双眼失明；发现疾病时，检查困难，确诊困难；治疗依从性差，治疗中失访率高，治疗效果差，或无从考证。

但艾滋病儿童眼病同样不容忽视，儿童感染性眼病多发生在 CD4$^+$T 淋巴细胞计数 <200cells/μL 的患儿。建议对儿童艾滋病患者常规定期眼底检查。

（孙挥宇　张福杰）

参 考 文 献

1. Nsiangani NL，Kaimbo，Wa Kaimbo D，et al. Ocular manifestations of children living with HIV/AIDS in Kinshasa. Bull Soc Belge Ophtalmol，2013，322：117-124.

2. Biswas J，Kumar AA，George AE，et al. Ocular and systemic lesions in children with HIV. Indian J Pediatr，2000，67（10）：721-724.

3. Padhani DH，Manji KP，Mtanda AT. Ocular manifestations in children with HIV infection in Dar es Salaam Tanzania. Journal of tropical pediatrics，2000，46（3）：145-148.

4. Livingston PG，Kerr NC，Sullivan JL. Ocular disease in children with vertically acquired human immunodeficiency virus infection. Ocular disease in children with vertically acquired human immunodeficiency virus infection. J AAPOS，1998，2（3）：177-181.

5. Iordănescu C，Mătuşa R，Denislam D，et al. The ocular manifestations of AIDS in children. Oftalmologia，1993，37（4）：308-314.

6. Esposito S，Porta A，Bojanin J，et al. Effect of highly active antiretroviral therapy（HAART）on the natural history of ocular manifestations in HIV-infected children. Principi N，Eye（Lond），2006，20（5）：535-540.

7. 成小弟，樊景春. 中国儿童艾滋病的流行现状与面临挑战. 预防医学论坛，2016，22（7）：551-554.

8. 曹军，葛利辉. 儿童艾滋病防治研究进展. 人民日报，2010-11-30.

9. 张祎，李自钊，窦萍. 河南省受艾滋病影响儿童生活质量调查研究. 河南预防医学杂志，2015，26（2）：86-89.

10. 忽立理. 儿童艾滋病防治研究进展. 中国卫生产业，2012（29）：110.

11. 李虹，刘旭辉，陈媛媛，等. 河南省艾滋病儿童抗病毒治疗效果分析. 医药论坛杂志，2013（01）：7-9.

12. 谢年华，王夏，姚中兆，等. 7 例儿童艾滋病病人抗病毒治疗效果分析. 中国艾滋病性病，2013，19（1）：74-75.

附录

暴露前的预防和暴露后的处理

联合国艾滋病规划署数据显示，2018年全球有170万HIV新发感染者。艾滋病虽然可以治疗，但无法治愈，并且目前尚无有效疫苗预防，是世界最大的公共卫生挑战之一。因此，通过宣传教育、行为干预及生物医学的预防策略来减少HIV的传播至关重要。预防HIV感染的公共卫生策略包括安全性行为的宣传和教育、扩大HIV检测、男性包皮环切以及向HIV感染者提供抗反转录病毒药物以减少血清病毒载量，从而降低传播风险等。此外，针对未感染HIV的高危人群可通过抗反转录病毒进行暴露前及暴露后预防。本章将对HIV的暴露前预防及暴露后处理进行简要阐述。

1. 暴露前预防 暴露前预防（pre-exposure prophylaxis，PrEP）指尚未感染HIV的人在发生可能感染HIV的高危行为前通过服用抗反转录病毒药物来降低感染风险的措施。暴露前预防可以选择口服抗反转录病毒药物（替诺福韦 + 恩曲他滨），也可以局部使用含有替诺福韦的阴道凝胶。有证据表明PrEP在男同人群中的使用能够将HIV传播风险降低90%以上。越来越多的国家推出了支持HIV暴露前预防的政策。截至2018年底，已有40个国家将口服暴露前预防药物纳入政策或指导方针。

适用人群：在采取PrEP前，对个体感染HIV风险进行综合评估至关重要。临床医生应详细询问其性行为史、药物使用史，以评估是否适用于PrEP的HIV感染高危人群。适用于PrEP的高危人群主要有：男男性行为者（MSM）、HIV高风险的异性性行为者、静脉吸毒者、HIV单阳性的阴性伴侣等。

美国疾病预防与控制中心（USCDC）、WHO、欧盟等多机构分别出台了暴露前用药指南。目前首选方案为每日口服TDF/FTC（300mg/200mg）合剂。给药方式分以下两种：①口服每日一次，每次一片；②在可能暴露于HIV的性行为前2～24小时服用2片，性行为后每日服用1片直至最后一次性行为后48小时。

我国指南尚未推荐PrEP的用药方案，PrEP在我国的应用有待更深入的探索和研究。

2. 暴露后预防 暴露后预防（post exposure prophylaxis，PEP）是指向存在职业暴露或非职业暴露因素并有HIV感染风险的个体尽快提供抗反转录病毒药物，以降低HIV感染风险的措施。尽早开始PEP，能将HIV感染风险降低80%。

目前已确定具有传染性的暴露源包括：血液、体液、精液与阴道分泌物。脑脊液、关节液、胸腔积液、腹水、心包积液、羊水也有一定的传染性，但危险程度尚不明确。粪便、鼻分泌物、唾液、痰液、汗液、泪液、尿液及呕吐物通常认为不具有传染性。

职业暴露后处理原则：①用流动的清水或肥皂液清洗污染处，若为眼部黏膜污染，则需使用等渗的生理盐水反复冲洗眼睛；②若有伤口，应从近心端向远心端挤出伤口处血液，然后继续冲洗；③用75%的乙醇和碘伏对伤口进行消毒灭菌并包扎处理。

暴露的个体应接受暴露风险的评估以决定是否开始 PEP，同时确定暴露者与暴露源的 HIV 感染状态。有重大感染风险的暴露，如已知暴露源 HIV 阳性，则应在 72 小时内尽快启动 PEP；暴露源 HIV 状态未知，则根据具体情况判断，假如暴露源状态为 HIV 阳性，且暴露很有可能造成 HIV 感染，则推荐进行 PEP；如感染风险可以忽略，或暴露超过 72 小时，则不推荐进行 PEP。重大暴露风险包括，被性侵犯者，阴道、直肠、眼、口或其他黏膜及不完整的皮肤，或经皮穿刺暴露于血液，精子，阴道分泌物，直肠分泌物，乳汁等体液。在 PEP 开始之前，应对暴露者进行充分的沟通与教育。

使用两种抗反转录病毒药物的 PEP 方案是有效的，但一般以三药方案作为首选。首选方案为：TDF 300mg + 3TC 300mg（或 FTC 200mg）+ DTG 50mg 每日一次，连续服用 28 天。除了 DTG，ATV/r、DRV/r、LPV/r 和 RAL 也可作为 PEP 第三种药物的备选方案。PEP 应在 72 小时之内进行。PEP 的效果随暴露至治疗启动时间间隔的延长而降低。需要注意的是，PEP 应该只在紧急情况下使用。PEP 不适合经常接触 HIV 的个体长期使用，也不应取代其他的 HIV 预防方法，如在性行为过程中使用安全套或采取 PrEP 等。

暴露者应在发生暴露后立即进行 HIV 抗体检测，此后于暴露的第 4 周、8 周、12 周和 24 周时监测 HIV 抗体。

（鲁雁秋）

参 考 文 献

1. Anderson PL, Glidden DV, Liu A, et al. Emtricitabine-tenofovir concentrations and pre-exposure prophylaxis efficacy in men who have sex with men. Sci Transl Med, 2012, 4(151): 151ra125.

2. Hodges-Mameletzis I, Dalal S, Msimanga-Radebe B, et al. Going global: the adoption of the World Health Organization's enabling recommendation on oral pre-exposure prophylaxis for HIV. Sex Health, 2018, 15(6): 489-500.

3. Cardo DM, Culver DH, Ciesielski CA, et al. A case-control study of HIV seroconversion in health care workers after percutaneous exposure. Centers for Disease Control and Prevention Needlestick Surveillance Group. N Engl J Med, 1997, 337(21): 1485-1490.

4. Goldschmidt RH. CDC releases updated guidelines for postexposure prophylaxis after sexual, injection drug, or other nonoccupational exposures to HIV. Am Fam Physician, 2016, 94(5): 392-393.

5. 中华医学会感染病学分会艾滋病丙型肝炎学组. 中国艾滋病诊疗指南（2018版）. 中国艾滋病性病, 2018, 24(12): 1266-1282.

6. 王芳, 张福杰. 人类免疫缺陷病毒（HIV）的暴露后预防. 新发传染病电子杂志, 2019, 4(02): 121-124.

7.　Tsai CC, Emau P, Follis KE, et al. Effectiveness of postinoculation（R）-9-（2-phosphonylmethoxypropyl）adenine treatment for prevention of persistent simian immunodeficiency virus SIVmne infection depends critically on timing of initiation and duration of treatment. J Virol, 1998, 72（5）: 4265-4273.

48